Tips de belleza naturales

OTROS LIBROS DE
EDICIONES PREVENCIÓN

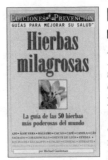

Hierbas milagrosas

La guía de las 50 hierbas más poderosas del mundo

Explica cómo tratar 101 enfermedades comunes con la medicina herbaria. Incluye un glosario de hierbas y tiendas hispanas para conseguir hierbas en los EE.UU. y Puerto Rico. *$12.95*

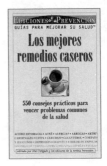

Los mejores remedios caseros

550 consejos prácticos para vencer problemas comunes de la salud

Médicos, naturópatas y herbolarios comparten sus secretos para remediar más de 55 afecciones. *$12.95*

Su peso ideal

Las mejores técnicas para perder peso y mantenerse esbelto para siempre

Los expertos le enseñan a bajar de peso naturalmente al hacer unos cuantos cambios en su rutina diaria. Incluye un glosario y tablas alimenticias de las comidas más saludables. *$12.95*

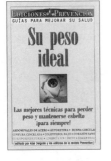

Curas naturales

Más de 100 métodos y remedios de la medicina alternativa

Un bufé de las 8 mejores tácticas —como hierbas, aromaterapia, masajes y vitaminas— para tratar las 25 enfermedades más comunes. *$12.95*

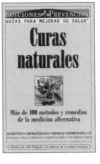

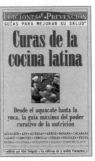

Curas de la cocina latina

Desde el aguacate hasta la yuca, la guía máxima del poder curativo de la nutrición

Explica cómo aprovechar los poderes curativos de nuestras comidas típicas como ajo, chile, plátano y yuca. *$12.95*

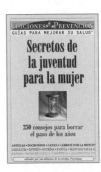

Secretos de la juventud para la mujer

250 consejos para borrar el paso de los años

Aprenda a vencer 10 problemas comunes del envejecimiento (entre ellos arrugas, estrías, manchas de la edad y venas varicosas) y emplee 17 estrategias para renovarse en cuerpo y alma. *$12.95*

Tips de belleza naturales

300 efectivas y sencillas maneras de lucir sensacional de pies a cabeza

Rodale Press, Inc.
Emmaus, Pennsylvania

editado por las editoras de la revista *Prevention*

Aviso

Este libro sólo debe utilizarse como volumen de referencia, y no como manual de medicina. La información que se ofrece en el mismo tiene el objetivo de ayudarle a tomar decisiones con conocimiento de causa acerca de su salud. No pretende sustituir ningún tratamiento que su médico le haya indicado. Si sospecha que tiene algún problema de salud, lo exhortamos a buscar ayuda de un médico competente.

© 1999 por Rodale Press, Inc.
Fotografía de la portada © 1999 por Chad Slattery y Tony Stone

Editor en jefe de Ediciones Prevención: Abel Delgado
Traducción al español: Angelika Scherp
Diseñadora de la tapa e interior: Tanja Lipinski-Cole
Tipografía: Linda J. Smith
Corrección de estilo: Margaret Hines
Creación del índice de términos: Francine Cronshaw

Impreso en los Estados Unidos de América en papel reciclado (♲) y libre de ácidos (∞)

Library of Congress Cataloging-in-Publication Data

Tips de belleza naturales : 300 efectivas y sencillas maneras de lucir sensacional de pies a cabeza / editado por las editoras de la revista Prevention.

    p.   cm.
Includes index.
ISBN 1–57954–179–8 paperback
    1. Beauty, Personal. 2. Skin—Care and hygiene. 3. Herbal cosmetics.
4. Naturopathy. 5. Nutrition. I. Prevention Health Books.
RA776.98.T56   1999
646.7′26—dc21   99–38256

Distribuido en las librerías por St. Martin's Press

   4   6   8   10   9   7   5   3   rústica

LOS ASESORES MÉDICOS
DE EDICIONES PREVENCIÓN

El doctor Héctor Balcázar, Ph.D.
Profesor adjunto de nutrición comunitaria y salud pública en el
Departamento de Recursos Familiares y Desarrollo Humano así como
catedrático adjunto en el Centro Hispano de Investigación, ambos ubicados
en la Universidad Estatal de Arizona en Tempe, Arizona.

La doctora Hannia Campos, Ph.D.
Profesora auxiliar de nutrición en la Escuela de Salud Pública de la
Universidad Harvard en Boston, Massachusetts. Ella también es miembro
del comité planificador del Pirámide Dietético Latinoamericano y profesora
adjunta visitante del Instituto de Investigación de la Salud en la Universidad
de Costa Rica en Costa Rica.

El doctor en medicina Elmer Emilio Huerta
Director del Centro de Evaluación del Riesgo y Detección del Cáncer
(Cancer Risk Assessment and Screening Center) del Instituto de Cáncer de
la ciudad de Washington, D.C. El Dr. Huerta también es el presentador del
programa de radio *Cuidando Su Salud*, el cual es sindicado
internacionalmente y tiene más de 10 millones de oyentes.

La doctora en medicina Jacqueline Salas
Profesora auxiliar de medicina en la Facultad de Medicina Albert Einstein
en Nueva York. Ella también es médico adscrito auxiliar de la sección de
diabetes de la División de Endocrinología y Metabolismo del Centro
Médico Mount Sinai en la ciudad de Nueva York.

ÍNDICE

INTRODUCCIÓN

Aproveche los accesorios

Al arreglarnos para salir, obviamente la ropa que llevamos es lo fundamental. Sin embargo, no podemos prescindir de los accesorios. Sean cinturones, bolsas o joyería, nos dan un toque especial y, en algunos casos, resultan ser la parte más importante del conjunto.

Cuando se trata de belleza, lo fundamental son los cosméticos. El rímel, delineador, sombra, base, rubor y muchísimos otros productos son imprescindibles cuando se trata de crear nuestro *look* personal ideal. Pero ellos también necesitan combinarse con accesorios. En este caso, hay que contar con un accesorio general sin igual... la naturaleza.

Cuando usamos este término, nos referimos tanto a múltiples recursos físicos como a la forma en que vivimos. Entre los recursos físicos están las hierbas, las vitaminas y minerales, los aceites esenciales, el masaje y las técnicas de relajamiento. Cuando hablamos de usar la forma en que vivimos para fomentar la belleza, nos referimos a llevar un estilo de vida sano. Esto quiere decir tanto evitar lo dañino —como el sol, los cigarrillos y los alimentos procesados— como disfrutar de lo sano y natural, como el ejercicio y los alimentos integrales.

Recomendamos la naturaleza como un accesorio a los cosméticos por varias razones. Una es porque puede ayudarnos a solucionar problemas que frustran a los cosméticos. Por ejemplo, todo el maquillaje del mundo no la hará verse más esbelta. En cambio, los alimentos adecuados, la actividad diaria y ciertos suplementos alimenticios —todas medidas naturales— pueden ser una gran ayuda si deseamos forjarnos las figuras. Además, para ciertos problemas estéticos, las opciones naturales frecuentemente dan más resultado que los cosméticos. Esto se debe al hecho de que en muchos casos, los cosméticos se usan más para disimular que solucionar. Pero en contraste, la naturaleza llega a la raíz del problema y así lo resuelve. Un ejemplo de esto sería las venas varicosas. Las medidas convencionales sólo las pueden ocultar o extirpar quirúrgicamente, mientras que la naturaleza ofrece hierbas y suplementos alimenticios para eliminarlas. Por último, si integramos la naturaleza en nuestras rutinas diarias, teniendo un estilo de vida sano, podemos prevenir muchos problemas estéticos en primer lugar, lo cual obviamente es preferible a tener que combatirlos.

Para usar estos accesorios naturales, necesita orientación, igual que cuando era jovencita, necesitó orientación para escoger y combinar bolsas, zapatos y joyería con la ropa que llevaba. Aquí un diverso grupo de profesionales que incluye cosmetólogas, estilistas, maquilladoras, doctoras, herbolarias y naturópatas la orientarán con instrucciones específicas sobre las medidas naturales. A través de un año, nosotras las entrevistamos, destilando toda la información que nos dieron para brindarle a usted 300 consejos prácticos y efectivos.

Para referencia rápida, organizamos el libro por problema estético en orden alfabético. Tan sólo tiene que referirse al capítulo que trata el problema que tiene y podrá contar con la asesoría de varias expertas para resolverlo. Encontrará una mezcla de recetas naturales con *tips* prácticos para que lo que come, bebe y hace diariamente la ayude a cuidar a su apariencia. Dado que probablemente no conozca algunas de las hierbas o productos recomendados en este libro, también incluimos un glosario y una lista de tiendas de productos naturales de habla hispana al final del libro.

Pues aquí tiene los accesorios a su alcance. Ya verá que son más fáciles de integrar a su rutina de belleza que combinar una bolsa con un vestido, un cinturón, unas medias, un collar y unos zapatos. Y lo que es más importante es que la gran mayoría la ayudarán no sólo a remediar los problemas que surgen, sino también a cultivar la belleza diariamente. Por lo tanto ¡a combinar! Esperamos que estos *tips* la ayuden a lucir mejor que nunca.

—Las editoras de la revista *Prevention*

ACNÉ

Cómo ganar la guerra contra los granos

Pocas cosas son tan desagradables para una mujer como despertarse en la mañana y descubrir un grano (barro) rojo en medio del cutis perfecto de la noche anterior. Sean granos o espinillas, a nadie le gustan estos malditos productos del acné. En muchos casos el maquillaje viene al rescate, pero no es una solución a largo plazo. Afortunadamente, la naturaleza nos aporta muchas armas para batallar contra el acné. Primero, repasemos un poco de inteligencia sobre este enemigo.

El acné se presenta cuando un taponcito de piel muerta cierra el poro de un folículo piloso (el poro en que nace pelo). Esto puede ocurrir incluso en las partes del cuerpo donde aparentemente no hay pelos, como la cara, según explica John Collins, N.D., un naturópata de Portland, Oregon. El poro tapado produce un grano cerrado o punto blanco. Si el tapón sube hasta la superficie de la piel, se oscurece al contacto con el aire, lo cual resulta en una espinilla, o sea, uno de esos feos puntitos negros.

Los granos rojos, por su parte, se forman cuando las bacterias del folículo se multiplican. El sistema inmunológico se da cuenta de este peligro y envía los glóbulos blancos, el ejército que combate las infecciones, a luchar contra las bacterias. Esencialmente, el grano es el campo de la batalla. Y los resultados de esta guerra microscópica se ven en la manchita roja, la hinchazón y el dolor del grano que aparece en la cara, el pecho, la espalda o los hombros de la que sufre de este problema común.

Por lo general, la causa más común del acné entre las mujeres es un aumento en la producción de las hormonas masculinas llamadas andrógenos. Este aumento puede darse durante los períodos de las mujeres o cuando están bajo mucho estrés. Más adrógeno hace que la piel sea más grasosa y esto resulta en acné.

Muchos creen que la comida grasosa o la falta de higiene causan el acné, pero según los dermatólogos, ninguno de los dos tiene nada que ver con este mal.

Consejos para contrarrestarlo

Lo que sí tiene que ver y es importante para lidiar con el acné es que se cuide bien el cutis y utilice los remedios adecuados. El medicamento que parece ser más efectivo para el acné es el peróxido de benzoílo, que está disponible sin receta médica en concentraciones de hasta el 10 por ciento. Éste puede impedir una erupción de acné antes de que ocurra y también evita que aparezcan nuevas imperfecciones. Sin embargo, esto no es todo lo que hay. A continuación los expertos en la medicina natural le brindan un arsenal natural para atacar al acné.

Lávese bien. Use una loción limpiadora con un pH equilibrado para piel sensible y agua tibia, no caliente, para lavarse la cara cuidadosamente, aconseja el Dr. Nelson Lee Novick, profesor de dermatología en la Universidad de la ciudad de Nueva York. La lavada debe abarcar desde debajo de su mandíbula hasta el nacimiento de su pelo, dos partes que con frecuencia se pasan por alto. Enjuáguese muy bien.

Cuente con sus manitas. Use las manos para lavarse, no una toallita. La inflamación puede empeorar si se frota la piel con una toallita.

Elimine las esponjas. También debe olvidarse de las esponjas exfoliantes de poliéster. Según el Dr. Novick, éstas agravan el acné. Lo mismo ocurre con el gel limpiador abrasivo.

No se exceda. No se lave la cara más de dos veces al día, una por la mañana y una por la noche. De acuerdo con el Dr. Novick, su acné puede empeorar si se lava con demasiada frecuencia.

Si siente el cutis tan grasoso durante el día que le dan ganas de lavarse la cara más seguido, limpie las partes grasosas de su cara con un pañuelo de papel, recomienda el Dr. Novick.

En caso de que eso no sea suficiente, impregne un pedazo de gasa de dos por dos pulgadas (cinco por cinco cm) con una loción astringente suave (como *Sea Breeze*), sugiere el Dr. Novick. Luego aplique el astringente cuidadosamente sólo a las partes grasosas de su cutis.

Recurra al repollo. "Parece mentira, pero el repollo (col, *cabbage*) es excelente para el acné", dice Kathlyn Quatrochi, N.D., una naturópata de Oak Glen, California. "El repollo contiene azufre, un mineral que ayuda a secar las imperfecciones y combatir las bacterias. Al mismo tiempo, la loción tonificante normaliza el nivel de acidez de su cutis al restablecer la 'capa ácida' que lo protege contra las infecciones."

La loción tonificante de repollo es muy fácil de preparar. Ponga 4 onzas (120 ml) de hamamelis (hamamélide de Virginia, *witch hazel*) y un trozo de hoja de repollo de 1 pulgada (2.5 cm) por lado en un frasco de plástico de boca ancha. Ciérrelo con una tapa que ajuste bien y deje que la mezcla repose durante 24 horas. "Después, puede dejar la hoja en el frasco", indica la Dra. Quatrochi. La mezcla puede guardarse a temperatura ambiente o en el refrigerador y se conserva durante una semana como máximo. "Aplique la mezcla a su cara con los dedos limpios, retírela suavemente con una toallita mojada y luego aplique un humectante que no tenga una base de petróleo." El petróleo asfixia la piel, lo cual hace que se caliente y agrande los poros, dice la Dra. Quatrochi. Además, no deja que el cutis libere sus grasas naturales, pero sí permite que la mugre y las bacterias penetren en los poros, explica la experta. Los humectantes no basados en petróleo se encuentran en las tiendas de productos naturales.

Ataque el acné con avena. "Aunque se tenga un cutis problemático, es importante dejarle las grasas naturales para proteger y humectar la piel", dice la experta en belleza Stephanie Tourles, una cosmetóloga de Hyannis, Massachusetts. "Esto es difícil de entender cuando se padece acné, porque lo único que queremos hacer es quitar toda esa grasa de la cara para tratar de resolver el problema. Sin embargo, lo único que se logra de esta manera es que la piel produzca una cantidad cada vez mayor de grasa. La meta de la limpieza es quitar la mugre y la grasa, no dejar la piel sin protección. Ahí es dónde entra la avena."

Para preparar un limpiador de avena, dice Tourles, sólo hay que moler unos copos de avena tradicionales (*old-fashioned oats*) o instantáneos (*instant oats*) en un procesador de alimentos o molinillo de café limpio. Mezcle 2 cucharaditas de la avena molida con aproximadamente 1 cucharada de agua hasta formar una pasta. Lávese la piel suavemente y enjuague con agua tibia.

Para perfumar el limpiador de avena y combatir las bacterias al mismo tiempo, mezcle cada taza de avena molida con una cucharadita de lavanda (espliego, alhucema, *lavender*) seca molida, romero (*rosemary*) seco molido o canela en polvo, sugiere Tourles.

Refresque su cutis con una mascarilla. Según Mindy Green, una herbolaria de Boulder, Colorado, la mascarilla de arcilla tiene muchas virtudes. Primero, extrae el exceso de grasa y los desechos de la piel. También mejora la circulación, lo cual deja el cutis más terso y estimula el riego sanguíneo para que la sangre se lleve las células muertas de la piel y así éstas no tapen los poros. Es posible agregar hierbas y aceites esenciales a la arcilla, indica la experta, para calmar el dolor y la inflamación y combatir las bacterias que inflaman los poros tapados y los convierten en imperfecciones.

VITAMINAS Y MINERALES PARA EL CUTIS

De niñas, nuestras mamás insistían en darnos vitaminas. Lo más probable es que lo hacían para nuestra salud, no para que tuviéramos un cutis lindo. Sin embargo, según John Collins, N.D., un naturópata de Portland, Oregon, ciertas vitaminas y minerales ayudan a mejorar el cutis problemático. A continuación este experto recomienda los mejores suplementos para cuidarse el cutis.

Vitamina A. Esta vitamina funciona como antioxidante. Contrarresta los daños causados por el medio ambiente y aumenta la capacidad natural de la piel para deshacerse de las células muertas.

Sin embargo, no consuma más de 10,000 unidades internacionales al día. Las dosis más grandes provocan efectos secundarios como fuertes dolores de cabeza, hinchazón cerebral y erupciones. Sobre todo, las mujeres embarazadas deben tener mucho cuidado. Más de 10,000 unidades internacionales al día pueden causar defectos de nacimiento en su bebé.

Vitamina B$_6$. Esta vitamina ayuda a controlar el acné, sobre todo en las mujeres cuyo acné empeora durante la menstruación, afirma el Dr. Collins. Limite su consumo a no más de 50 miligramos al día. Cuando se toma en exceso, la vitamina B$_6$ puede hacer que se duerman las extremidades y causar daños nerviosos.

Para preparar la mascarilla, primero prepare un té de consuelda (*comfrey*). Eche 2 cucharadas de la hierba seca en una taza, luego agregue ½ taza de agua hirviendo. Deje en infusión unos 15 minutos. Entonces cuélelo. Forme una pasta al mezclar pequeñas cantidades de este té con 1 cucharada de arcilla de bentonita (*bentonite clay*) o de cualquier otra arcilla facial simple, 1 cucharadita de flores de saúco americano (*American elder*) secas y molidas y la misma cantidad de hojas de fresa secas y molidas, más 1 gota de aceite esencial de lavanda. Aplique una delgada capa de esta

Vitaminas C y E y selenio. Estas vitaminas antioxidantes y el selenio (un oligoelemento, o sea, un mineral que nuestros cuerpos sólo necesitan en cantidades muy pequeñas) ayudan al cuerpo a combatir la inflamación y apoyan el proceso de curación. Para controlar el acné, las dosis diarias recomendadas que deben obtenerse a través de la alimentación son 1,000 miligramos de vitamina C, 400 unidades internacionales de vitamina E y 200 microgramos de selenio (no más de 100 microgramos en forma de suplemento).

Cinc. "Muchas personas con acné tienen un nivel bajo de cinc", dice el Dr. Collins. "Al aumentar su nivel de cinc, muchas veces el acné se les empieza a quitar." El naturópata recomienda que se tomen 50 miligramos de cinc al día durante tres meses y luego se reduzca la cantidad a 30 miligramos durante los siguientes 12 meses.

(*Nota:* Consulte con su médico antes de tomar cinc en cantidades que rebasen la cantidad diaria recomendada de 15 miligramos.) Además, tome 1 miligramo de cobre por cada 15 miligramos de cinc consumidos. Según el Dr. Collins, esto hace falta porque el cinc llega a interferir con la absorción de cobre por el cuerpo.

mezcla a su cara (excepto en la parte alrededor de sus ojos) y déjese la mascarilla de 5 a 10 minutos. Enjuague con agua tibia.

Aléjese del aceite. Use cosméticos y humectantes sin aceite. Busque los productos que digan "*noncomedogenic*" (que no producen espinillas ni puntos blancos) y "*nonacnegenic*" (que no provocan granos).

Evite consumir mucho yodo. Se ha demostrado que el yodo empeora el acné cuando se come en grandes cantidades, señala el Dr. Collins.

Limite su consumo de sal con yodo y de alimentos altos en yodo como la langosta, el camarón y la ostra (ostión) cocida.

No acerque la cara al teléfono. La costumbre de apoyar el auricular del teléfono en la barbilla puede provocar una erupción de acné, porque el auricular oprime los folículos pilosos e impide que se escape la grasa de la cara. (Por la misma razón, el hábito de apoyar la barbilla en las manos también causa erupciones de acné.) Limpie el auricular regularmente con alcohol y manténgalo separado de su cara cuando habla por teléfono, recomienda la Dra. D'Anne Kleinsmith, una dermatóloga de West Bloomfield, Michigan.

Nota: Para conseguir las hierbas y los otros productos naturales mencionados en este capítulo, consulte la lista de tiendas en la página 173.

ARRUGAS

Sugerencias para salir de los surcos

Según dice el refrán, el sol brilla para todos. Lo que no dice es que al brillar, el sol también envejece a todos. Los estudios indican que más del 90 por ciento del envejecimiento prematuro se debe a los rayos ultravioleta del Sol. Y mucho de aquel envejecimiento se evidencia en forma de las arrugas, esas huellas horrorosas que queremos evitar a todo costo.

Aparte del sol, otras cosas que causan las arrugas son el fumar, la herencia genética, los movimientos de los músculos del rostro y el proceso natural de envejecimiento. Los estragos que el sol hace en la piel se deben a que descompone dos fibras conjuntivas, el colágeno y la elastina. El colágeno apoya la piel y la elastina le da flexibilidad, y entre los dos le dan su estructura y tono.

Afortunadamente, si desde joven se ha bronceado, lo bueno es que nunca es demasiado tarde para revertir algunos de los daños.

"La piel, al igual que el resto del cuerpo, tiene la capacidad de repararse a sí misma", dice la Dra. Debra Price, profesora de dermatología en la Universidad de Miami en la Florida. "Aunque lo único que usted haga para combatir las arrugas sea ponerse loción antisolar (filtro solar) y evitar el sol, observará una mejoría."

Estrategias para evitarlas

La mejor manera de combatir a las arrugas es bastante obvia: prevenirlas en primer lugar. Hay tres tácticas principales para lograr esto. Primero que nada, tápese. Esto lo puede lograr al usar pantalones y sombreros, pero lo más importante es usar loción antisolar. Busque una que tenga un factor de protección solar (*SPF* por sus siglas en inglés) de por lo menos 30. Póngasela unos 20 minutos antes de salir para que se absorba bien en su piel.

Segundo, si fuma, déjelo ya. Es difícil, pero le conviene, y no sólo por las arrugas, sino por su salud en general.

Tercero, trate de dormir boca arriba. Según el Dr. Jonathan Weiss, profesor de dermatología en la Universidad de Emory en Atlanta, Georgia, a la gente que siempre duerme acostada de lado en algún momento les sale una "arruga del sueño", una línea vertical que atraviesa el pómulo. Tal vez cueste trabajo al principio, pero con el tiempo usted puede acostumbrarse a dormir boca arriba.

Cómo vencer las arrugas

Ahora viene lo que todas queremos saber: cómo lograr que esas desagradables líneas desaparezcan para siempre. Según los profesionales, sí es posible hacer algo para que el avance de las arrugas se detenga.

Suavice las arrugas con huevo. Una mascarilla de huevo suaviza las arrugas temporalmente. Según Kathlyn Quatrochi, N.D., una naturópata de Oak Glen, California, funciona como un estiramiento facial temporal que alisa el cutis durante unas cuatro o cinco horas. Si su cutis es grasoso, sólo utilice la clara del huevo; si lo tiene normal o reseco, use un huevo entero. "Bata el huevo con 1 cucharadita de flores secas o frescas de lavanda (espliego, alhucema, *lavender*), las cuales son un buen remedio antibacteriano que refresca la piel", indica la naturópata. "Aplique en el cutis limpio y deje hasta que el huevo se endurezca."

Para quitarse la mascarilla, moje una toallita con agua tibia y póngasela en la cara hasta que el agua haya suavizado el huevo. Luego límpiese muy bien con una toallita muy mojada. "Esto es fabuloso para una ocasión especial, cuando quiere verse muy bien", dice la Dra. Quatrochi. Siempre termine el tratamiento con una loción tonificante y un humectante no basado en petróleo.

Supérelas con suplementos. Ciertos suplementos alimenticios también pueden ayudar a mantener el aspecto sano y juvenil de su cutis, sobre todo si pasa mucho tiempo en el sol o si su alimentación no está bien balanceada. "Yo misma comencé a tomar suplementos para mi cutis", dice la Dra. Gloria Graham, una dermatóloga de Morehead City, Carolina del Norte. "Antes creía que no me hacían falta porque no pasaba mucho tiempo en el sol. Pero ahora mi cutis se ve mejor y yo me siento mejor. Estoy firmemente convencida de sus beneficios." Graham sugiere la siguiente combinación de vitaminas.

- 5,000 unidades internacionales (UI) de vitamina A al día, si no recibe este nutriente en cantidades suficientes a través de los alimentos. La insuficiencia de vitamina A deja la piel áspera y escamosa.

- 500 miligramos diarios de vitamina C. La vitamina C ayuda a formar colágeno, el tejido conjuntivo que le da su estructura y tono a la piel.

• 400 UI de vitamina E al día. La vitamina E, un antioxidante, ayuda a proteger la piel contra los daños causados por el sol.

Alísese con los AHA. Los alfa-hidroxiácidos (AHA, *alpha-hydroxy acids*) son ácidos naturales como el ácido glicólico y el ácido láctico que se extraen de plantas, frutas y otros productos alimenticios como la caña de azúcar y la leche agria. Se encuentran en cremas, lociones y gels vendidos sin receta. Ellos reparan los daños causados a la piel por el sol mediante la exfoliación de las células muertas en la superficie de la piel, lo cual sirve para sacar al descubierto las células más jóvenes que se encuentran debajo de las muertas. También alisan la piel al rellenar las marcas que conocemos como arrugas. El ácido glicólico es el AHA más usual.

Aplique un producto con una concentración de AHA al 8 por ciento en su cara y cuello dos veces al día, o sea, por la mañana y por la noche, sugiere la Dra. Lorrie J. Klein, una dermatóloga con consulta privada en Laguna Niguel, California. Para la parte más sensible alrededor de sus ojos, utilice una crema para los ojos con una concentración de AHA al 5 por ciento y sin perfumes.

"Vitamínese." "Una de las razones por las que la gente se arruga es porque no pueden producir colágeno nuevo a causa de la insuficiencia de vitamina C en su piel, y no son capaces de producir más vitamina C", explica Lorraine Meisner, Ph.D., profesora de medicina preventiva en la Universidad de Wisconsin en Madison. "El uso de un producto tópico de vitamina C alimenta la piel desde afuera."

El sol reduce el nivel de vitamina C en la piel, por lo cual el producto tópico de vitamina C debe aplicarse diariamente —junto con una loción antisolar (filtro solar)— antes de exponerse al sol por un tiempo prolongado. Un producto tópico de vitamina C es *Cellex-C*, una solución con un 10 por ciento de vitamina C que puede comprarse sin receta a los dermatólogos y cultores de belleza certificados. También puede escribir al siguiente distribuidor de *Cellex-C:* Caleel and Hayden, 518 17th St., Suite 1700, Denver, CO 80202.

Luzca mejor con la ayuda del vapor. El vapor de hinojo rehidrata el cutis arrugado de manera temporal, según Stephanie Tourles, una cosmetóloga de Hyannis, Massachusetts. Para hacerse su tratamiento de vapor facial, machaque 1 cucharada de semillas de hinojo mientras pone a hervir 3 tazas de agua. En cuanto el agua esté hirviendo, viértala cuidadosamente en un tazón (recipiente) resistente al calor y póngalo sobre una mesa sólida. Agregue las semillas de hinojo machacadas y 2

ACEITES PARA SU APARIENCIA

Los aceites esenciales puros no sólo huelen rico, sino que también ayudan a suavizar y alisar el cutis arrugado, según dice Amanda McQuade Crawford, una herbolaria de Ojai, California.

Empiece con 1 onza (28 g) de miel o con una taza de té herbario tibio. (McQuade Crawford recomienda el té de manzanilla porque ella dice que refresca el cutis. Otra opción es el té de ortiga o *nettle*, que según ella nutre el cutis. No le tenga miedo a la ortiga: cuando esta planta se seca o se cocina, ya no pica para nada.) Luego agregue al té o a la miel una o dos gotas de aceite esencial de uno de los siguientes aceites (elija el que más le guste): sándalo (*sandalwood*), lavanda (espliego, alhucema), salvia esclarea (amaro, *clary sage*) o manzanilla. Si tiene el cutis grasoso, elija el aceite de algún cítrico, como limón o mandarina (*tangerina*). Si lo tiene reseco, elija aceite esencial de rosa. "Esto ayuda a humectar el cutis e incrementa el riego sanguíneo en su superficie."

De acuerdo con McQuade Crawford, cuando esta fórmula se aplica varias veces a la semana como tratamiento regular para el cutis, se empieza a notar una mejoría en el aspecto de la piel arrugada en unas seis u ocho semanas. Acuérdese de mantener los aceites esenciales y las fórmulas que los contienen lejos de sus ojos y su boca.

Nota: Para conseguir las hierbas y los otros productos naturales mencionados en este capítulo, consulte la lista de tiendas en la página 173.

---

gotas de algún aceite esencial (los de rosa, lavanda, sándalo/*sandalwood* o geranio de rosa todos son buenos). Cúbrase la cabeza con una toalla y mantenga la cara a una distancia de por lo menos 12 pulgadas (30 cm) del vapor durante 10 minutos. Después aplique un humectante.

"Este vapor tiene una consistencia aceitosa y humectante", dice Tourles. "También es bueno para la piel áspera y agrietada." No obstante, si tiene acné, acné rosáceo o arañas vasculares, no debe de exponer su cara al vapor, ya que esto podría empeorar su condición. En este caso Tourles sugiere utilizar, en cambio, compresas de té de hinojo.

Controle sus hormonas. Si bien todas nos arrugamos al envejecer, a veces el proceso parece acelerarse de repente después de un embarazo o la menopausia o durante un período de estrés emocional. Estos acontecimientos llegan a perturbar el equilibrio hormonal del cuerpo. Para conservar la suavidad y elasticidad de su piel, es primordial asegurar que estos mensajeros químicos se regulen y se produzcan de manera adecuada.

Para prevenir un desequilibrio hormonal, puede empezar por comer más legumbres y productos de soya como el tofu, sugiere Michael Gazsi, N.D., un naturópata de Ridgefield, Connecticut. Estos alimentos contienen fitoestrógenos, unos compuestos vegetales que imitan la acción biológica de las hormonas femeninas.

Otro elemento importante para la producción hormonal son los ácidos grasos esenciales, explica el Dr. Gazsi, los cuales por lo común también benefician la salud de la piel.

El cuerpo no fabrica estos ácidos grasos, sino que debe obtenerlos de fuentes alimenticias como el huevo, las nueces, las verduras, la mantequilla y la leche entera. La alimentación de algunas personas es pobre y desbalanceada y no reciben suficientes ácidos grasos para mantener sana su piel, dice el naturópata. "Una piel enferma puede resultar en arrugas permanentes."

Aun si su alimentación no es deficiente, puede ayudar a su piel a combatir los efectos del envejecimiento y del sol con un suplemento de aceite de semilla de lino (*flaxseed oil*) o aceite de prímula (primavera) nocturna (*evening primrose oil*). Según el Dr. Gazsi, ambos tipos de aceite sirven como fuente de ácidos grasos esenciales. El experto recomienda que se tome cuatro cápsulas diarias de aceite de prímula nocturna o dos cucharadas de aceite de semilla de lino. Si está siguiendo una terapia de aspirina o un tratamiento con anticoagulantes, consulte con su médico antes de tomar estos suplementos, sugiere el naturópata.

"Probablemente empezaría por el aceite de semilla de lino para ver cómo funciona", dice el médico. "Sin embargo, es posible que tarde varios meses. La piel responde muy lentamente."

Nota: Para conseguir las hierbas y los otros productos naturales mencionados en este capítulo, consulte la lista de tiendas en la página 173.

CABELLO CRESPO

Cómo ser recia con los rizos

Muchas mujeres miran su cabello en el espejo y piensan que no hay justicia en el mundo. Las que tienen el cabello lacio salen a gastar una pequeña fortuna en permanentes para lograr unos rizos de apariencia natural, mientras que las mujeres de cabello naturalmente rizado se compran todo tipo de aparatos y remedios diseñados para alaciar el cabello. En ambos casos, el resultado final suele ser el mismo: un cabello crespo (chino) rebelde e imposible de peinar.

Hay dos razones por las que el cabello se pone crespo, explica David Cannell, Ph.D., vicepresidente de investigaciones y desarrollo de los Laboratorios Redken en la ciudad de Nueva York. En primer lugar, es posible que sea una característica inevitable de las ondas naturales de su cabello, que absorbe demasiada humedad cuando usted se encuentra en un ambiente húmedo. Entonces sus rizos se separan y se ven crespos.

En segundo lugar, según el Dr. Cannell, tal vez su cabello se ponga crespo por haberlo sometido a demasiados procesamientos. "Si usted lleva tres o cuatro permanentes, por ejemplo, los rizos se aprietan en las puntas. Como resultado, se ve como si tuviera estática."

Muy bien, tal vez su cabello tenga voluntad propia. Sin embargo, no tiene por qué resignarse a ello. "La gente piensa que su cabello está alborotado e imposible de manejar, que no es dócil, porque en realidad no lo saben tratar", afirma Ouidad, dueña del salón de belleza Ouidad Salon en la ciudad de Nueva York. "Cuando su cabello está en perfectas condiciones, es facilísimo de cuidar. No hay que hacerle nada."

Según Ouidad, el proceso de controlar el cabello crespo puede compararse con lo que se hace para cuidar una planta de interiores. "Hay que pasarles un trapo a las hojas de la planta (lavar su cabello y cuero cabelludo con champú) para tenerlas limpias, alimentar la planta (acondicionar su cabello) para darle la nutrición que necesita y quitar las hojas muertas (despuntar su cabello) para eliminar los brotes enfermizos."

Para tranquilizar un cabello alborotado, el primer paso es aplicar el champú y el acondicionador correctamente, dice Ouidad. Siga las siguientes indicaciones para el cuidado diario de su cabello.

Lávese el cabello por la mañana. "Si lo lava por la noche va a tener ese aspecto apelmazado conocido en inglés como *bed head* o 'cabeza de cama'", dice Ouidad. "Tendrá que mojárselo nuevamente por la mañana para poderse peinar. Así no tiene ningún sentido lavárselo por la noche."

Cuelgue su cabello. Deje colgar su cabello al lavarlo. De acuerdo con Ouidad, la costumbre de muchas mujeres de juntar el cabello encima de su cabeza para lavarlo termina por romperlo. Acuérdese de que el cabello crespo con frecuencia es tan fino como el de un bebé y sumamente delicado.

Aplique un desenredante después de cada lavada. Ponga una cantidad de desenredante (*detangler*) del tamaño de una moneda de 25 centavos de dólar en la palma de una mano, frote sus manos la una contra la otra y distribuya el producto por todo su cabello. Luego péinese con un peine de dientes separados para desenredarse el cabello suavemente mientras que aún esté mojado. Avance por secciones pequeñas, empezando desde las puntas y acercándose poco a poco a su cuero cabelludo. Déjelo colgar libremente sobre su espalda para que el agua ayude a moldear sus rizos. Deténgase más o menos a 1 pulgada (2.5 cm) de su cuero cabelludo, para que éste pueda respirar, sugiere Ouidad. Deje puesto el desenredante durante dos o tres minutos para que tenga oportunidad de humectar cada pelo con sus proteínas. Finalmente enjuague, dejándose un poco de desenredante.

Al elegir un desenredante, evite los que sean pesados o que contengan cera o una base de silicona (*silicone*).

Acondiciónelo. Utilice un acondicionador profundo con base proteínica dos veces al mes, hasta que note alguna mejoría en su cabello. Luego reduzca la aplicación a una vez por mes. "El acondicionador diario está diseñado para desenredar el cabello", dice Ouidad. "Un acondicionador profundo puede ayudar a reparar los daños." Un buen acondicionador profundo con base proteínica penetra en la fibra capilar y la llena de proteínas desde dentro. (*Nota:* El pelo tiene dos partes, el folículo, el porito de donde crece el pelo, y la fibra capilar, que es un término elevado para el filamento de pelo, la parte larga que se extiende desde el folículo hacia fuera. En lo fundamental, la fibra capilar es un pelo individual.) En cuanto los pelos estén nutridos por esas proteínas del acondicionador, entonces se aumenta la capacidad del cabello para repeler la humedad. Ouidad recomienda utilizar un producto cuyo ingrediente principal sea la proteína de germen de trigo (*wheat germ protein*) o de frijol (habichuela) de soya (*soybean*), en lugar de cera, parafina o grasa animal, las cuales sólo recubren la fibra capilar por fuera.

Existe una amplia selección de acondicionadores profundos. Experimente hasta encontrar el indicado para usted.

Si usted se tiñe el cabello, evite los acondicionadores profundos "calientes" (como los tratamientos con aceite caliente) durante por lo menos 10 días después de haberse aplicado el tinte, advierte Ouidad. El calor relaja la capa exterior de la fibra capilar, conocida como la cutícula, y hace que el tinte se desprenda poco a poco de la fibra capilar. Por lo tanto, el color se desvanece o se vuelve pajizo.

Ayuda para arreglarse

Llamémosle la ley de la cabellera indomable: entre más se arregla el cabello, entre más cosas le hace, menos quiere cooperar. Sin embargo, Ouidad señala que lo opuesto también es cierto: entre menos juguetea con su pelo, menos crespo se pone. Los siguientes *tips* le ayudarán a lograr el peinado que quiere con un mínimo de esfuerzo.

Tire el turbante de toalla. Después de lavar y acondicionar su cabello, cúbrase la cabeza con una toalla y apriete su cabello con suavidad para extraer el exceso de agua. No se haga un "turbante" con la toalla. Según Ouidad, esta costumbre puede debilitar el cabello y hacer que se rompa.

Aplíquese un gel moldeador. El gel moldeador funciona como un impermeable para su cabello, protegiéndolo de los elementos y repeliendo el exceso de humedad, explica Carmine Minardi, dueño del salón de belleza Minardi Salon en la ciudad de Nueva York.

Para aumentar el brillo y el control, agregue entre seis y ocho gotas de algún producto de silicona, como *Frizz-Ease*, a una cantidad de gel moldeador del tamaño de una moneda de 25 centavos de dólar. Mézclelos en la palma de su mano y distribúyalos en su cabello mientras aún esté húmedo. Con esto evitará que se escape la humedad proteínica buena para su cabello, rechazando, al mismo tiempo, los efectos de los elementos como la lluvia y el viento, que ponen crespo su cabello. Sus rizos se mantendrán ondulados en lugar de crespos, explica Minardi. Si tiene el cabello fino, no utilice productos de silicona. Son demasiado pesados y le dan una apariencia opaca y sin vida al cabello fino.

Distribuya el gel por secciones en el cabello mojado. Empiece por su nuca y avance hacia el centro de su cabeza. Luego cubra la parte de su cabeza entre una oreja y otra, poniendo mucha atención en la parte de su coronilla, el centro de su cabeza. Finalmente avance hacia su frente y el nacimiento del cabello, repartiendo el gel de manera uniforme en todo el cabello. "He visto que muchas personas tienden a aplicarse el gel de manera incorrecta", dice Ouidad. "Se lo frotan de adelante hacia atrás, luego echan el cabello al frente y se lo frotan de la parte de atrás hacia delante. Se ponen un poco en los costados de la cabeza y eso es todo. Nunca tocan el centro, pero es la zona más rizada. Cuando su cabello se expande y se pone crespo durante el día, piensan que el gel no está funcionando."

Manipúlele la memoria. Con el cabello mojado, utilice broches (pasadores) largos para acomodarse los rizos. Levante su cabello desde la raíz y póngase los broches donde quiere un peinado alto. "El cabello mojado tiene memoria", indica Ouidad. "Puede manipularlo para crear una forma que enmarque su rostro."

Séquelo al aire. El secador deshidrata el cabello y lo deja crespo. Y no es indispensable. Aunque no lo use, no llegará a la oficina con el cabello mojado. De acuerdo con Ouidad, el cabello rizado se seca rápidamente cuando se acondiciona como debe de ser.

También evite los difusores (*diffusers*). Según Minardi, un difusor crea volumen abriendo la cutícula del pelo. Y eso, a su vez, lo deja crespo.

Péinese con un cepillo con cerdas de cerdo macho. Las cerdas de cerdo macho (*boar bristles*) son muy suaves; en combinación con un gel ligero, ayudan a alisar la cutícula del pelo. "Entre más lisa la cutícula, menos crespo estará su pelo", explica Minardi. Este tipo de cepillo se vende en tiendas o salones de belleza. En inglés, se llama *boar-bristle brush*.

Trate con las tenacillas. Use unas tenacillas para alaciar o alisar el cabello. Las puede comprar en una farmacia o en una tienda de productos de belleza. Parecen unas pinzas con dos láminas adheridas. Para alaciar los rizos, indica Minardi, sólo hay que poner el cabello entre las láminas y deslizarlas suavemente hasta las puntas. Pero tenga cuidado. Aunque estas tenacillas cuentan con reguladores de calor, el cabello demasiado procesado o muy maltratado puede deshidratarse más todavía y ponerse más crespo. También es posible que se rompa por pérdida de elasticidad. Y Minardi advierte a las personas de cabello corto que no vayan a acercar las tenacillas a su cuero cabelludo ni al nacimiento de su cabello, para no quemarse.

"Cálmelo" con la química. Si su cabello es naturalmente crespo, es posible que un relajante químico lo controle, porque relaja la fibra capilar y debilita los rizos, explica Minardi. La cutícula del cabello se suaviza y por lo tanto se vuelve menos crespo.

Soluciónelo. Pídale a su estilista que le aplique una solución de hidróxido de sodio (*sodium hydroxide*) y un buen acondicionador con base proteínica. Según Ouidad, la solución suaviza el efecto de los rizos y ayuda a controlar el cabello crespo.

Escoja el corte que le convenga. Escoja un corte que complemente la textura de su cabello. Evite las capas y los cortes rectos o muy cortos en la parte de arriba. Todo esto tiene como consecuencia que los rizos se encojan y se separen de su cabeza, explica Ouidad, lo cual hace que su pelo se esponje. El cabello crespo se porta mejor si se deja un poco más largo, porque su mismo peso le ayuda a controlar lo crespo. Otra posibilidad sería un peinado sumamente corto; es fácil de manejar y está de moda, si se atreve a andar con el cabello corto.

Es una buena idea buscar a una estilista que tenga experiencia con el cabello rizado y crespo. Tal vez logre cortárselo de tal manera que los mechones se entrelacen y se abulten menos. El resultado sería un peinado suave y ligero que permite a sus rizos caer como en una cascada.

CABELLO FINO

Ideas para "subirle el volumen" a su cabello

Al poco tiempo de que la serie de televisión *Charlie's Angels* empezó a trasmitirse en 1976, una avalancha de mujeres se dirigió a los salones de belleza para rogar a sus estilistas que les hicieran un peinado igualito al de Farrah Fawcett: voluminoso, con una cascada de rizos largos y abundantes. A algunas les funcionó. Pero las que tenían el cabello fino no lograron que se pareciera ni remotamente a la melena de la actriz, por mucho que se lo arreglaran.

Ha habido otras modas y manías desde entonces, pero el cabello fino insiste en hacer lo que le dé la gana. Lo que hace a este tipo de cabello tan difícil de controlar es una fibra capilar más delgada que la normal. Por un lado es bueno, porque le da al cabello fino su textura suave y sedosa. Lo malo es que resulta muy difícil de peinar. (*Nota:* El pelo tiene dos partes, el folículo, el porito de donde crece el pelo, y la fibra capilar, que es un término elevado para el filamento de pelo, la parte larga que se extiende desde el folículo hacia fuera. En lo fundamental, la fibra capilar es un pelo individual.)

Actualmente el mercado ofrece todo un arsenal de fijadores (lacas), espumas moldeadoras (*mousses*) y otros productos para crear volumen que prometen "esponjar" el cabello fino. Sin embargo, no le servirán de mucho si no observa las reglas básicas para el cuidado de este tipo de cabello, dice Carmine Minardi, dueño del salón de belleza Minardi Salon en la ciudad de Nueva York.

Según el experto en belleza, hay tres reglas básicas: los productos apropiados, las técnicas adecuadas de peinado y un corte que la favorezca.

Consejos para un cabello con "cuerpo"

El cuidado del cabello fino comienza en el momento de lavarlo. Los champús y acondicionadores correctos le dan cuerpo y volumen al cabello. Los equivocados sólo le agregan peso y lo hacen más difícil de controlar, indica Minardi. Siga estos consejos de los profesionales del cabello a la hora de elegir sus productos y para usarlos adecuadamente.

Lávese el cabello todos los días. Esto evita que la grasa se acumule en su cuero cabelludo, de manera que su cabello se verá sano, no aplastado y sin vida, explica Minardi.

Póngase proteínas. Las proteínas recubren la fibra capilar y le dan al cabello una apariencia más gruesa y voluminosa. Los champús con base proteínica se identifican por palabras como *body-building* (mayor cuerpo), *thickening* (para un cabello más grueso) y *volumizing* (mayor volumen) en las etiquetas.

Cambie su champú. Si usted se lava el cabello más de una vez al día, utilice un champú suave para bebés de la segunda vez en adelante. El champú para bebés limpia el cabello sin eliminar las grasas naturales. Su cabello no se resecará ni correrá peligro de romperse. Esto es muy importante para las personas que hacen mucho ejercicio y se lavan el cabello varias veces al día, indica la Dra. Diana Bihova, una dermatóloga de la ciudad de Nueva York.

Evite los champús y acondicionadores en uno. Estos productos tienden a recubrir el cabello delgado con una capa brillante que lo aplasta. En cambio, utilice un acondicionador instantáneo ligero cada vez que se lave el cabello. Busque un producto que diga *detangling* (para desenredar) o *lightweight* (ligero). Los productos más pesados hacen que el cabello fino se vea sin vida y se sienta grasoso, advierte Minardi.

Pautas para peinarse

El cabello limpio y acondicionado es más fácil de controlar, pero de todas maneras cuesta trabajo dejarlo como uno quiere. Hay mañanas en que el cabello delgado se esponja perfectamente, pero una hora más tarde ya está aplastado otra vez. Los siguientes trucos le ayudarán a lograr un peinado más duradero.

Séquelo bien. Después de lavarse el cabello, séquelo enérgicamente con una toalla para extraer el exceso de agua. Al frotarlo con energía, usted está volviendo más áspera la cutícula (capa externa protectora) del pelo y le agrega cuerpo, dice Minardi.

Prefiera un peine. Use un peine de dientes separados para desenredar el cabello mojado. Un cepillo estira el cabello mojado y hace que se rompa con más facilidad, explica la Dra. Bihova.

Aproveche el aire. Apriete el cabello hacia arriba con los dedos y luego déjelo secar al aire. Esta técnica lo levanta y le da apariencia de mayor cuerpo, de acuerdo con Ted Gibson, instructor en el cuidado de

AVISO MÉDICO

Si su cabello se le está cayendo mucho o de repente se ve más ralo, consulte con su dermatólogo lo más pronto posible. En ambos casos es posible que la causa sea un problema de la salud, como una anemia por deficiencia de hierro o un trastorno de la tiroides. Según la Dra. Diana Bihova, una dermatóloga de la ciudad de Nueva York, el cabello ralo o la caída del cabello también pueden estar relacionados con regímenes drásticos para perder peso, estrés y ciertos medicamentos.

todo tipo de cabello con Aveda Lifestyle Products, una empresa de productos de belleza ubicada en la ciudad de Nueva York.

Combine los rulos con el secador. Otra técnica permite lograr más volumen todavía. Deje secar su pelo al aire o con el secador hasta que le quede todavía un poco de humedad. Luego póngase rulos (tubos), rocíese el cabello con un fijador o un acondicionador termal para peinar, como *Neutrogena HeatSafe* o *Redken Hot Sets*, y échele un breve estallido de calor con el secador. Saque los rulos y péinese como siempre. Nunca debe alisar un peinado de secador con las tenacillas. Simplemente le estaría quitando el volumen que ya logró con el secador, explica Minardi.

Consejos para cortes que convienen

Si aún le cuesta trabajo controlar su cabello, tal vez le convenga buscar otro corte. El corte adecuado le da cuerpo y volumen a su cabello de manera natural y no tendrá que hacerle tantas cosas, dice Minardi. La próxima vez que visite a su estilista, mencione las siguientes opciones para ayudarle a crear el peinado perfecto para usted.

Si tiene la cara delgada, pruebe llevar una melenita (*bob*) sin redondear, más o menos a la altura de la barbilla o más corto. Su cara parecerá más ancha, indica Minardi.

Si tiene una cara redonda o pómulos anchos, córtese el cabello en capas cortas, de 2 a 4 pulgadas (5–10 cm) de largo. Su cabello se esponjará más en la parte de arriba de la cabeza, lo podrá usar más largo en la nuca y estará menos esponjado a los lados. Todo esto le dará una apariencia más alargada y menos redonda a su cara, dice Minardi.

Evite el cabello hasta los hombros o más largo. El peso del cabello jala el peinado para abajo, explica Minardi. Su cabello se verá aún más aplastado y fino.

Agúcese al amararrlo. El cabello fino debe amarrarse con cintas de tela muy elásticas, como las donas (gomitas de pelo). Las ligas elásticas le hacen daño a cualquier tipo de cabello y más al fino, que es especialmente delicado, dice Gibson.

Intente un permanente de rizos abiertos. Según Minardi, el cuerpo y la elasticidad de un permanente de rizos abiertos le durarán más, a diferencia de un permanente apretado, que podría causarle problemas. "Cuando el cabello fino se peina con rizos demasiado apretados gana volumen, pero también se vuelve demasiado áspera la cutícula de cada fibra capilar", dice Minardi. "Por lo tanto, su cabello se pondrá crespo."

Agregue volumen a su cabello con un tinte. El color penetra en la cutícula y la expande. Su cabello se verá y se sentirá más grueso. "Según lo que he visto, los tintes le dan al cabello entre un 30 y un 50 por ciento más cuerpo del que normalmente tendría", señala Minardi. Use un producto con base de amoníaco o peróxido.

CABELLO GRASOSO

Direcciones para "desgrasarlo"

Si John Corbett, Ph.D., pudiera imponer su voluntad, borraría la expresión "cabello grasoso" de nuestro vocabulario. Y su explicación tiene lógica. Al contrario de lo que comúnmente se cree, "no es el cabello el que se pone grasoso, sino el cuero cabelludo", explica el vicepresidente de asuntos científicos y técnicos de Clairol, una empresa de productos de belleza ubicada en Stamford, Connecticut.

Al igual que la grasa de su cutis, la del cuero cabelludo es producida por las glándulas sebáceas, unos saquitos adheridos a los folículos pilosos (o sea, los folículos del pelo) que segregan grasa. La secreción sebácea expulsada por estas glándulas es una mezcla de ácidos grasos e impide que el cuero cabelludo se reseque. Sin embargo, cuando se produce en exceso, su peso puede aplastar el cabello e impedir que los pelos se levanten en las raíces. Por lo tanto, el cabello se ve aplastado, opaco y sin vida.

La cantidad de secreción sebácea producida por sus glándulas es controlada por las hormonas. Eso explica por qué el cabello tiende a ponerse más grasoso durante la pubertad, el embarazo y la menopausia, cuando los cambios hormonales incrementan la producción sebácea. Así lo afirma la Dra. Diana Bihova, una dermatóloga de la ciudad de Nueva York. De hecho, en muchas mujeres el problema del cabello grasoso desaparece después de la menopausia. Por cierto, las píldoras anticonceptivas, cuyo ingrediente principal es el andrógeno, una hormona sexual masculina, tienden a estimular la producción de grasa en las mujeres que las toman, y también pueden darle al cabello una apariencia y una sensación grasosas, explica la Dra. Bihova.

Auxilio antigrasa

Afortunadamente existen remedios más prácticos para un cabello grasoso que esperar a que llegue la menopausia. "Y hoy en día, la gente se lava el cabello con tanta frecuencia que rara vez tiene oportunidad de ponerse grasoso", dice Philip Kingsley, un estilista de la ciudad de Nueva York.

A continuación ofrecemos algunos consejos profesionales para mantener a su melena en magníficas condiciones.

Lávelo diariamente. Lávese el cabello todos los días, de preferencia por la mañana. A veces uno suda al dormir y el sudor le da una apariencia grasosa al cabello, además de apelmazada y despeinada, dice Ted Gibson, instructor en el cuidado de todo tipo de cabello con Aveda Lifestyle Products, una empresa de productos de belleza ubicada en la ciudad de Nueva York.

Escoja un champú que le convenga. Encuentre un champú que le guste. "Necesita un producto que trate su cabello con suavidad, pero que tenga la fuerza suficiente para limpiar su cuero cabelludo muy bien", dice David Cannell, Ph.D., vicepresidente de investigaciones y desarrollo en los Laboratorios Redken de la ciudad de Nueva York.

UNA RECETA PARA DISMINUIR LA CASPA

La mayoría de las personas creen que el problema de la caspa se debe a un cabello reseco. Sin embargo, puede darse aunque el pelo sea grasoso, afirma la Dra. Diana Bihova, una dermatóloga de la ciudad de Nueva York. "La caspa es un producto de la maduración anormalmente acelerada de las células de piel en su cuero cabelludo", explica la experta. En esencia, lo que sucede es que las células maduran demasiado rápido y llegan muy pronto a la superficie del cuero cabelludo. Ahí se acumulan hasta finalmente desprenderse. Ésas son las escamillas blancas que todas conocemos.

Para eliminar la caspa y secar el cabello grasoso, elija un champú anticaspa que contenga derivados de brea (*coal tar*), como *Neutrogena T/Gel* o *Sebutone*. Ambos pueden comprarse sin receta en cualquier farmacia. La brea, un producto de origen natural, no sólo reduce la grasa sino que también le da suavidad y brillo al cabello sin las grasas que se encuentran en los acondicionadores, dice la Dra. Bihova.

La dermatóloga también sugiere alternar el champú anticaspa de brea con su champú normal, ya que el primero puede ser demasiado fuerte para el uso diario.

Cree su propio champú. Si no encuentra una marca que le funcione a su cabello, prepare su propio champú suave de hierbas. Simplemente agregue cuatro gotas de aceite esencial de romero (*rosemary*) y cuatro gotas de aceite esencial de lavanda (espliego, alhucema, *lavender*) a 2 onzas (60 ml) de cualquier champú sin perfume. Agite bien la mezcla y lávese el cabello como siempre. Empiece con una cantidad del tamaño de una moneda de 25 centavos de dólar estadounidense; ajústela de acuerdo con el largo de su cabello. Los aceites esenciales de romero y de lavanda tonifican el cuero cabelludo y le dan brillo al pelo, explica Kathi Keville, una herbolaria de Nevada City, California.

"Profundice". Si su cabello suele acumular los residuos de los acondicionadores y otros productos para el cabello, utilice un champú de limpieza profunda cada dos días, alternándolo con su champú normal. Los champús de limpieza profunda (o *clarifying shampoo*; también se les dice "eliminadores de residuos" o *buildup removers*) contienen muchos ingredientes limpiadores y pocos acondicionadores. Eliminan la grasa tanto del cuero cabelludo como del pelo. Busque un producto con un alto contenido de agentes limpiadores como el sulfato laurilo de sodio (*sodium lauryl sulfate*), y pocos acondicionadores como la lanolina (*lanolin*), sugiere el Dr. Cannell. Dos posibilidades son el *Anti-Residue Shampoo* de *Neutrogena* y el *Pro-Vitamin Clarifying Shampoo* de *Pantene*.

Use el champú de los chamaquitos. Si se lava el cabello más de una vez al día, elija un champú suave para bebé para la segunda vez en adelante. Cuando se exagera en el uso de un champú de limpieza profunda, el producto puede quitarle demasiada grasa al cuero cabelludo y al cabello, dejándolo seco y maltratado.

Evite los champús proteínicos y balsámicos. Estos productos tienden a incrementar la grasa, agregar peso y atraer la mugre, indica Keville.

Enjuague con vinagre. El vinagre puede quitar el exceso de grasa de su cabello y prevenir la caspa. Según Keville, también reduce los residuos del jabón y del agua dura, dejándole el cabello brillante, sedoso y suave. Simplemente mezcle una taza de vinagre con una taza de agua y vierta la solución sobre su cabello como enjuague final. Y no se preocupe, usted no va a oler a ensalada. El aroma del vinagre se pierde rápidamente, asegura la experta.

En lugar del vinagre, enjuague con té de salvia. Al igual que el vinagre, la salvia (*sage*) puede ayudar a quitar el exceso de grasa de su cuero cabelludo y reducir la caspa, dice Keville. Simplemente agregue una cucharadita de hojas secas de salvia a una taza de agua recién hervida y deje reposar durante 15 minutos. Una vez que el té se haya enfriado, cuélelo y viértaselo sobre el cabello. Encontrará hojas de salvia en las tiendas de productos naturales y en tiendas *gourmet*.

Piense sólo en las puntas. Si tiene el cabello fino y un cuero cabelludo grasoso, trate de acondicionar sólo las puntas después de cada lavada. Cualquier acondicionador le servirá. "Lo que no quiere es agregar más grasa a la superficie de su cuero cabelludo", señala el Dr. Cannell. "Esto sólo aumentaría la sensación grasosa."

Nota: Para conseguir las hierbas y los otros productos naturales mencionados en este capítulo, consulte la lista de tiendas en la página 173.

CABELLO SECO

"Salvavidas" si sufre de sequía

Cuando Salvador Calvano, dueño de un salón de belleza, dejó Chicago para instalarse en Phoenix, le sorprendió que la gente tuviera el cabello y el cutis tan secos. Consternado, al poco tiempo observó que debido al clima árido, su propio cabello estaba portándose mal por primera vez en su vida.

Ahora, gracias a un programa para cuidar el cabello que incluye lavarlo diariamente con un champú humectante y acondicionarlo profundamente con frecuencia, el pelo de Calvano ha recuperado el brillo y la suavidad de un cabello sano. Sus clientes en el salón de belleza *Cutter's Hair Salon and Day Spa* de Phoenix han adoptado el mismo programa con excelentes resultados.

La aridez climática es sólo una de las posibles causas del cabello seco, al que le falta brillo y que se siente quebradizo y áspero. Así nos lo indica la Dra. Diana Bihova, una dermatóloga de la ciudad de Nueva York. Otros peligros son el sol o el cloro, un procesamiento químico excesivo, un uso demasiado frecuente o inadecuado de utensilios como secadores y tenacillas, más cepillos y peines de mala calidad.

Todas estas cosas resecan el cabello al dañar la cutícula (capa externa protectora) de cada pelo. La cutícula está hecha de células traslapadas, más o menos como las tejas de un techo. Normalmente estas células mantienen una posición plana, lo cual retiene la humedad y refleja la luz. Su cabello se siente y se ve sano y brillante. Pero cuando se ponen en contacto con el sol, las sustancias químicas o las otras causas que mencionamos anteriormente, las células de la cutícula se levantan, el pelo pierde humedad y no refleja la luz igual de bien. El resultado es un cabello opaco que se siente áspero.

Prescripciones para el pelo

Hoy en día, es posible elegir entre docenas de champús y acondicionadores comerciales. Cada uno afirma arreglar cierto problema del cabello, como la resequedad. ¿Cómo podemos saber cuál nos funciona mejor?

Una manera de averiguarlo es probar varios. Compre frascos de muestra de varios productos y pruébelos hasta que encuentre un champú y un acondicionador que le gusten. Para limitar la selección —y obtener los mayores beneficios del producto que escoja— siga los consejos de los expertos.

Estudie la etiqueta. Escoja un champú que incluya áloe vera (zábila, sábila, atimorreal, acíbar) entre los primeros cinco ingredientes. Calvano cree mucho en las propiedades humectantes del áloe.

También busque champús que contengan aceites naturales, glicerina, miel o aminoácidos. Al igual que el áloe, estos ingredientes son humectantes. Los champús que los contienen le limpiarán el cabello con suavidad y sin secarlo, explica la Dra. Bihova.

Agarre el acondicionador. Cada vez que se lave el cabello, póngase un acondicionador instantáneo con una fórmula especial para el cabello seco. El acondicionador recubre su cabello y minimiza los daños causados por el cepillo, el peine y el secado, indica el David Cannell, Ph.D., vicepresidente de investigaciones y desarrollo de los Laboratorios Redken en la ciudad de Nueva York. También es posible que le dé brillo a su cabello.

Pruebe lo profundo. Aplique un acondicionador profundo (*deep conditioner*) a su cabello durante 20 minutos cada 7 a 10 lavadas con champú, sugiere el Dr. Cannell. La frecuencia dependerá de lo seco que tenga el cabello. Los productos de acondicionamiento profundo le devuelven el brillo a su cabello y ayudan a rellenar las mellas y hendiduras en la capa externa dañada de cada pelo. Busque un producto que contenga lanolina, vitamina E, bálsamo o proteína.

Si elige un tratamiento con aceite caliente como acondicionador profundo, debe aplicar calor húmedo a su cabello durante 20 minutos para incrementar la penetración del aceite. El calor da energía, lo cual acelera el proceso con el que el aceite se introduce en la fibra capilar. (*Nota:* El pelo tiene dos partes, el folículo, el porito de donde crece el pelo, y la fibra capilar, que es un término elevado para el filamento de pelo, la parte larga que se extiende desde el folículo hacia fuera. En lo fundamental, la fibra capilar es un pelo individual.)

Si tiene acceso a un baño de vapor, distribuya el aceite sobre su cabello y métase al vapor con la cabeza destapada. Si no es así, aplique el aceite, envuélvase la cabeza con una toalla mojada y caliente —pero no tanto que queme— y déjesela puesta mientras se da un baño. "Sobre todo si tiene el cabello muy seco, tiene que esperar por lo menos 20 minutos para que el aceite lo penetre", dice el Dr. Cannell.

RECETAS DE "REHIDRATACIÓN"

A veces puede ser difícil encontrar un acondicionador comercial que nos guste. Si éste es su caso, puede preparar el suyo. Según Kathi Keville, una herbolaria de Nevada City, California, las siguientes dos recetas ayudan a rehidratar el cabello seco. Encontrará la mayoría de los ingredientes en las tiendas de productos naturales excepto la raíz de bardana (cadillo, *burdock root*), que posiblemente tenga que pedir por correo.

- Mezcle 6 gotas de cada uno de los siguientes aceites esenciales: lavanda (espliego, alhucema, *lavender*), laurel y sándalo (*sandalwood*), con 6 onzas (180 ml) de aceite tibio de sésamo (ajonjolí) o soya, sugiere Judith Jackson, una experta en aromaterapia de Greenwich, Connecticut. Vaya separando su cabello en secciones de 1 pulgada (2.5 cm) y aplique la mezcla de aceites a su cuero cabelludo con un algodón. Envuélvase la cabeza con una toalla y déjesela puesta durante unos 15 minutos. Luego destápese el pelo y lávelo dos veces con champú.

- Haga una mezcla con una cucharadita de cada una de las siguientes hierbas secas: raíz de bardana, flores de caléndula (maravilla), flores de manzanilla, flores de lavanda (espliego, alhucema) y hojas de romero (*rosemary*). Agregue 1 pinta (473 ml) de agua recién hervida a las hierbas y deje reposar durante unos 30 minutos. Cuele la mezcla y agregue una cucharada de vinagre. Lave su cabello con champú y luego enjuague con el acondicionador de hierbas, sugiere Keville. No vuelva a enjuagar con agua, dice la experta. Simplemente seque y peine su cabello como de costumbre.

Nota: Para conseguir las hierbas y los otros productos mencionados en este capítulo, consulte la lista de tiendas en la página 173.

Aviso: Si usted se tiñe el cabello, evite los acondicionadores profundos "calientes" (como los tratamientos con aceite caliente) durante por lo menos 10 días después de haberse aplicado el tinte. El calor relaja la cutícula y hace que el tinte se desprenda poco a poco de la fibra capilar. Por lo tanto, el color se desvanece o se vuelve pajizo.

Escoja un cepillo con cerdas de cerdo macho. Este tipo de cepillo, que en inglés se llama *boar-bristle brush*, es el mejor para dar forma a su cabello porque, según el Dr. Cannell, las cerdas naturales lisas tratan el cabello seco de manera más amable y con suavidad. Sin embargo, tenga presente que un cepillo con cerdas de cerdo macho es mucho más caro que uno de cerdas de plástico. Este tipo de cepillo se vende en tiendas o salones de belleza.

Si escoge un cepillo con cerdas de plástico, asegúrese de que éstas tengan bolitas en las puntas. Evite los cepillos con cerdas ásperas, aconseja el Dr. Cannell.

Piense bien en el peine. Cuando se trate del peine que debe usar, busque uno hecho de un pedazo sólido de goma (hule) dura. Este diseño se llama "corte de sierra" (*saw cut*) y, según el Dr. Cannell, impide que el cabello se atore, se pegue y se rompa. La mayoría de los estilistas usan peines de corte de sierra, así que si no lo encuentra o no sabe qué buscar, pídale a su estilista que le ayude.

Use un peine para desenredarse el cabello mojado, empezando por las puntas y avanzando poco a poco hasta la raíz. El cabello mojado se estira hasta en un 40 ó 50 por ciento. Si se peina con demasiada energía, los pelos pueden romperse como si fueran ligas elásticas, advierte Philip Kingsley, un estilista de la ciudad de Nueva York.

Cuidado con el calor. Si acostumbra secarse el cabello con secador, siga este sencillo procedimiento. Empiece exprimiendo su cabello suavemente con una toalla para extraer la mayor cantidad de agua posible. Ponga su secador en la posición alta para eliminar el agua de la superficie de su cabello y de entre los pelos. Cuando empiece a sentir seco el pelo, cambie el secador a una intensidad baja para dar forma a su cabello. Debe mantener el secador todo el tiempo a una distancia de entre 6 y 8 pulgadas (15–20 cm) de su cabeza. Esta técnica evita que su cabello se dañe con el calor, y el aire más frío ayuda a fijar el peinado, indica el Dr. Cannell. Además, puede rociarlo primero con un acondicionador termal para peinar, como *HeatSafe*, o bien *Airset* o *One 2 One Smooth* de *Redken*. Los humectantes contenidos en estos productos protegen su cabello del aire caliente del secador.

Atiéndase con aceite. Ponga dos gotas de aceite esencial de sándalo (*sandalwood*) o romero en las yemas de sus dedos y masajee las puntas de su cabello. Estos aceites ayudan a controlar el cabello seco y fino sin dejarlo grasoso, explica Kathi Keville, una herbolaria de Nevada City, California.

Suspenda las sustancias. Si se hizo permanente o ha alaciado o teñido su cabello, quizá debería de pensar en otro peinado que no requiera de sustancias químicas. Según Calvano, las sustancias químicas pueden dejar el cabello seco, apagado y sin vida.

Protéjase con pescado. Coma algún pescado rico en ácidos grasos omega-3 por lo menos dos veces por semana, sugiere Earl Mindell, Ph.D., profesor de nutrición en la Universidad Occidental del Pacífico de Los Ángeles. El salmón, la trucha, el pescado blanco y el atún fresco contienen grandes cantidades de este tipo de ácidos, los cuales ayudan a restaurar la humedad del cabello seco.

Dése un masajito. Masajéese el cuero cabelludo con las yemas de los dedos todos los días durante por lo menos tres minutos. Según el Dr. Cannell, el masaje aumenta la circulación en su cuero cabelludo y tal vez ayude a redistribuir su grasa.

Salga con su sombrerito. Cuando vaya a pasar bastante tiempo al sol, póngase un sombrero ligero de tejido cerrado con un ala ancha que dé la vuelta a toda su cabeza. El sombrero protege su cabello de los rayos ultravioleta del sol, los cuales lo dejan seco y quebradizo y le quitan brillo.

Además, protéjase del sol con un fijador (laca) u otro producto para peinar que contenga una loción antisolar o filtro solar, como PABA octildimetilo (*octyl-dimethyl PABA*). Busque el factor de protección antisolar (o *SPF* por sus siglas en inglés) en la etiqueta del producto.

Cuídese del cloro. Si va a nadar en una piscina (alberca) clorada, póngase acondicionador en el cabello antes de meterse al agua y luego cúbralo con una gorra de baño. Al salir de la piscina, enjuáguese el cabello muy bien y lávelo con champú según acostumbra. Además de proteger su cabello contra el efecto secante del cloro, este procedimiento lo acondiciona a fondo, indica Ted Gibson, instructor en el cuidado de todo tipo de cabello con Aveda Lifestyle Products, una empresa de productos de belleza ubicada en la ciudad de Nueva York.

Nota: Para conseguir las hierbas y los otros productos naturales mencionados en este capítulo, consulte la lista de tiendas en la página 173.

CALLOS Y CALLOSIDADES

Plantas potentes para "protecciones" problemáticas

El cuerpo humano tiene varios mecanismos de defensa que le sirven para protegerse cuando es agredido. Sin embargo, a veces estos mismos mecanismos se convierten en un problema. Los callos son un buen ejemplo de ello.

Los callos y las callosidades son una acumulación de piel muerta en los lugares donde la fricción y la presión ejercida por la piel contra un hueso produce irritación. De acuerdo con el Dr. William Rossi, un podiatra de Marshfield, Massachusetts, la causa más común es un par de zapatos mal ajustados. A veces una deformidad de los huesos aumenta las probabilidades de irritación, indica el médico. En ambos casos, el pie se da cuenta de que necesita protección y por eso crea los callos y callosidades. Por lo general, los callos se forman en la parte de arriba de los dedos o entre ellos y duelen cuando se tocan. Por su parte, las callosidades se dan con mayor frecuencia en la planta de los pies y no duelen.

Los remedios caseros para los callos y las callosidades por lo general pretenden suavizar la piel endurecida para que la piel muerta vaya desapareciendo poco a poco por sí sola o para que pueda quitarse más fácilmente al frotarla con una piedra pómez, una lima o una lima doble (*pedi-wand*). Todos estos ayudantes anticallos se consiguen en cualquier farmacia.

Aunque no es tan difícil salir de estos bultitos feos, los especialistas llaman la atención sobre un detalle muy importante: cualquier tratamiento para quitar los callos y las callosidades, ya sea herbario, farmacéutico o quirúrgico, será inútil si no se corrige el problema que los causó en un principio. Necesita comprar zapatos más adecuados para los pies, hacerse examinar los pies por un podiatra o ambas cosas.

Si no, usted seguirá sufriendo de este problema. Mientras soluciona la situación de sus zapatos, usted también puede probar estos tratamientos herbarios para conquistar los callos y las callosidades.

Suavícelos con sanguinaria. De acuerdo con Beverly Yates, una naturópata de Portland, Oregon, los indios norteamericanos usaban la sanguinaria (*bloodroot*) para tratar todo tipo de problemas de la piel, desde las verrugas hasta los tumores. El extracto de esta hierba se obtiene en forma de tintura (*tincture*) en las tiendas de productos naturales, indica la Dra. Yates, pero hay que tener cuidado. Es muy fuerte y debe diluirse con agua al 50 por ciento.

Aplique la mezcla diluida una vez al día directamente en el callo, evitando la piel a su alrededor. También es una buena idea cubrir el pie con una media (calcetín) al terminar, sugiere la Dra. Yates, porque la sanguinaria puede manchar las sábanas y la ropa. Dos semanas de aplicación nocturna deben ser más que suficientes. De acuerdo con la Dra. Yates, este remedio también sirve para las callosidades en la planta de los pies. En este caso es posible que haga falta un tratamiento más largo, quizá de tres o cuatro semanas, según la profundidad del problema.

"Gotéeles" gaulteria. La gaulteria (*wintergreen*) es una fuente natural de salicilatos, una versión natural de la sustancia incluida en muchos preparados químicos para quitar los callos. Los salicilatos tienen propiedades ácidas que pueden ayudar a disolver la piel muerta. Además, están relacionados con los compuestos utilizados en la aspirina, de modo que también tienen propiedades analgésicas.

Para usar la gaulteria de manera eficaz, John E. Hahn, N.D., un podiatra y naturópata de Bend, Oregon, recomienda rodear el callo primero con un parche protector para callos autoadherente de fieltro (*a felt corn aperture pad*), que se puede conseguir en cualquier farmacia. El parche rodeará el callo y creará una tacita que ayudará a mantener la esencia de gaulteria donde más bien le hará, o sea, en el callo mismo.

Una o dos veces al día, ponga una gota de aceite esencial de gaulteria directamente en el callo y cubra con un trozo de cinta adhesiva hipoalérgena de seda, dice el Dr. Hahn. "Esto suavizará el callo lo suficiente para que se pueda quitar por completo con una piedra pómez", afirma el podiatra.

Si su callo le duele, mezcle dos gotas de esencia de gaulteria con una gota de aceite de clavo, sugiere el Dr. Hahn. El clavo también tiene propiedades analgésicas que harán más agradable el tratamiento.

Remuévalos con ricino. Probablemente no piense en el aceite de ricino (*castor oil*) como un remedio herbario, pero la verdad es que se obtiene de la semilla de la higuerilla y por lo tanto es de origen vegetal.

Ya que es un disolvente muy bueno para suavizar los callos, el Dr. Hahn recomienda usar el aceite de ricino directamente del frasco. Sin embargo, también advierte que lo mancha todo, así que tenga listo una

"QUITACALLOS" HERBARIO

Esta receta para quitar callos es de James Duke, Ph.D., un maestro herbolario y autor del libro La farmacia natural. *Su ingrediente principal es la celidonia (*celandine*), una planta conocida en todo el mundo como un "quitacallos".*

6 tazas de agua

1 cucharadita de cloruro de potasio (*potassium chloride*)

4 onzas (112 g) de celidonia fresca, picada

1 taza de glicerina

1. Ponga el agua en una cacerola mediana y agregue el cloruro de potasio. Caliente y revuelva hasta que se disuelva el cloruro de potasio. Quite del calor, agregue la celidonia y deje reposar durante dos horas.

2. Regrese la cacerola al fuego y deje que la mezcla rompa a hervir. Baje el fuego e hierva a fuego lento durante 20 minutos.

3. Cuele el líquido en un tazón (recipiente) mediano con un colador. Tire las hierbas.

4. Regrese el líquido a la cacerola y deje hervir a fuego lento hasta que se reduzca a 1½ tazas. Agregue la taza de glicerina y deje a fuego lento hasta que el líquido se reduzca a 2 tazas. Cuélelo, ponga en un frasco y guarde en un lugar fresco. Aplique a los callos dos veces al día, antes de irse a trabajar y antes de acostarse, por ejemplo.

Nota: Para conseguir la celidonia, consulte la lista de tiendas en la página 173. El cloruro de potasio es un sustituto de la sal que se consigue en los supermercados.

Para conseguir *La farmacia natural*, llame al (800) 424-5152.

media vieja para cubrirse el pie. El aceite de ricino desarrollará la mayor eficacia posible si se permite que el callo lo absorba muy bien. Para aplicarlo, siga las instrucciones dadas para la gaulteria.

Aplique este aderezo para ablandarlos. Por muy duros que sean los callos, es posible suavizarlos frotando sus pies con aceite de oliva o el que usted prefiera, indica Kathie Head, N.D., una naturópata de Sandpoint, Idaho. Ya suaves, se puede reducir con una lima o una piedra pómez.

Si prefiere intentar un tratamiento un poco más agresivo, agregue un poco de sal al aceite de oliva, indica Stephanie Tourles, una cosmetóloga de Hyannis, Massachusetts. La sal servirá como un abrasivo natural que ayudará a eliminar el callo. Ella también recomienda una cucharada de sal por cada cucharada de aceite de oliva (o puede combinar el aceite de oliva con el de almendra). "Después de suavizar sus pies en la ducha o en un baño de pies, tome esta mezcla y aplíquela a la planta de sus pies o a cualquier lugar donde tenga callos, y frote de manera muy vigorosa con las manos por unos minutos", sugiere la experta.

Es posible dar un toque aromático a esta mezcla con una gota de aceite esencial, agrega Tourles. Recomienda menta (*peppermint*) o menta verde (*spearmint*) para ayudar a animarse por la mañana, y naranja o lavanda (espliego, alhucema, *lavender*) por la noche, cuando ya quiera relajarse un poco.

Nota: Para conseguir las hierbas y los otros productos naturales mencionados en este capítulo, consulte la lista de tiendas en la página 173.

CASPA

Estrategias para eliminar las escamillas

Todo el mundo tiene un poco de caspa, y es completamente normal la presencia de esas escamillas blancas que se desprenden del cuero cabelludo. La verdad es que en muchos casos, ni nos damos cuenta de ellas hasta que empiezan a producirse en cantidades excesivas.

"La piel se renueva y se recrea constantemente", explica el Dr. Jerome Shupack, profesor de dermatología clínica en la Universidad de Nueva York en la ciudad de Nueva York. "Las células de la piel se desplazan hasta la superficie, donde se desprenden en forma de escamas. Normalmente se trata de un proceso imperceptible y las escamas se eliminan cuando uno se lava el cabello. No obstante, a veces las escamas quedan atrapadas debido a la presencia de grasa en el cabello. Si el cabello deja de lavarse durante bastante tiempo, digamos un mes, a cualquiera le da caspa."

No todo lo que parece caspa lo es. Existen otros problemas más graves del cuero cabelludo que se parecen a un caso severo de caspa. La dermatitis seborreica se parece mucho a la caspa, pero incluye síntomas como la comezón y un cuero cabelludo rosado o rojo, indica el Dr. Shupack.

Otra característica que distingue la dermatitis seborreica de la caspa es que las escamillas se desprenden no sólo del cuero cabelludo sino tam-

AVISO MÉDICO

Si utiliza un champú anticaspa todos los días durante dos semanas y las escamillas siguen desprendiéndose de su cuero cabelludo, es posible que tenga psoriasis o eczema, según dice la Dra. Bihova. Estas afecciones más tercas requieren asistencia médica. Lo mismo pasa si su cuero cabelludo muestra placas blancas muy evidentes y grandes láminas de escamas o si siempre tiene comezón. En este caso, lo suyo es más que un simple caso de caspa y debe de consultar a un médico.

bién de las cejas y la nariz, agrega el Dr. Jeffrey Herten, profesor clínico de dermatología en la Universidad de California en Irvine.

Otras afecciones con síntomas parecidos a los de la caspa común son la psoriasis y el eczema. Estas son afecciones más graves y por lo general deben tratarse con medicamentos que sólo se venden con receta. (Sin embargo, sí hay tratamientos naturales para estas dos afecciones. Para más información, vea "Eczema" en la página 61 y "Psoriasis" en la página 108.) La comezón y un cuero cabelludo rojo e inflamado también son dos de sus síntomas, pero las placas resultan más evidentes y las escamas no se quitan simplemente con el champú. Según el Dr. Shupack, tanto la psoriasis como el eczema también se dan a conocer mediante placas escamosas blancas en los codos, las rodillas y otras partes del cuerpo aparte del cuero cabelludo.

La caspa con frecuencia aparece con la pubertad y desaparece al llegar la menopausia, afirma la Dra. Diana Bihova, una dermatóloga de la ciudad de Nueva York. Nadie sabe por qué, pero muchas veces los cambios hormonales que ocurren durante la menstruación y el embarazo también vienen acompañados por problemas del cuero cabelludo. El estrés es otro factor que puede conducir al empeoramiento de la caspa y la dermatitis seborreica.

Consejos "conquistacaspa"

Si usted tiene psoriasis o eczema, consulte con su dermatólogo, recomienda la Dra. Bihova. En el caso de la caspa o de la dermatitis seborreica, un simple cambio de champú y otras estrategias sencillas deberían de bastar para evitar estos molestos problemas.

Lávese el cabello diariamente. Sí, parece simple y bastante obvio, pero si no se lava el cabello, la caspa se queda en su cabeza, dice la Dra. Bihova.

Compruebe con champú. Use un champú anticaspa todos los días durante dos semanas. Según la Dra. Bihova, es la manera más fácil de comprobar si sólo tiene caspa o si se trata de alguna afección más seria. Los mejores champús anticaspa contienen brea (*coal tar*), selenio (*selenium*) o piritionato de cinc (*zinc pyrithione*), así que revise la lista de ingredientes en la etiqueta. Estas sustancias alivian la comezón al mismo tiempo que quitan las escamillas del cuero cabelludo. De hecho, todas son efectivas; experimente hasta encontrar el tipo de champú que más le agrade. Si de veras es caspa lo que tiene, obtendrá buenos resultados después de dos semanas. En cuanto haya determinado que sí tiene caspa, utilice un champú suave sin fórmulas medicinales cada dos días, sugiere el Dr. Herten. O sea, alterne un champú normal sin fórmulas medicinales con uno anticaspa más fuerte.

Tómese su tiempo. Para que el champú anticaspa funcione lo mejor posible, hay que dejárselo de tres a cuatro minutos. De acuerdo con la Dra. Bihova, este contacto con el cuero cabelludo es suficiente para que trabaje el champú. "Use el champú anticaspa cuando no tenga prisa; para la mayoría de la gente, esto va a ser por la noche", indica la experta. "Cuando se lava el cabello por la mañana, tiene que apurarse para llegar a trabajar y cada minuto cuenta, de modo que no se dejará el champú por suficiente tiempo. Tres o cuatro minutos no suena como mucho, pero puede hacer una enorme diferencia." Además, lavarse el cabello por la noche puede ser una experiencia agradable y tranquilizante que reduce el estrés.

Acondiciónese. Use un acondicionador cada vez que se lava el cabello, sobre todo en el invierno, para asegurarse de que no se le vaya a resecar el cuero cabelludo, recomienda el Dr. Howard J. Donsky, un dermatólogo de la Universidad de Rochester en Nueva York.

Trátelo con té. A lo largo de la historia, el té de bardana (*burdock*) se ha utilizado para limpiar la sangre y el hígado con suavidad, y frecuentemente se usa para tratar problemas de la piel, dice Gayle Eversole, R.N., Ph.D., una enfermera y herbolaria de Everett, Washington. "La bardana es la mejor hierba para afecciones de la piel como la caspa, porque limpia la sangre y mejora el funcionamiento del hígado", explica la experta.

Para preparar el té de bardana, agregue de 1 a 2 cucharaditas de la raíz a cada taza de agua hirviendo. La raíz recién rallada es la mejor, pero sólo se consigue en temporada (por lo general desde que termina la primavera hasta finales del verano y comienzos del otoño). La raíz orgánica seca es la más fácil de conseguir y de usar. Otra opción sería una tintura (*tincture*) herbaria de buena calidad. Agregue de 2 a 3 gotas de la tintura a una taza de agua destilada caliente, recomienda la Dra. Eversole.

Para preparar un té con la raíz seca, es importante hervirla en agua de 15 a 20 minutos. "De otro modo, las cualidades medicinales de la raíz no se extraen en su totalidad", explica la Dra. Eversole. Después de hervir la raíz, cuele el té y tome hasta tres tazas al día. "Más o menos en un mes debería empezar a notar los cambios", dice la herbolaria. "La medicina natural lleva tiempo, pero es efectiva."

Revitalícese con romero. Prepare un té fuerte de romero (*rose-

mary) con por lo menos 2 cucharadas de hojas secas para una taza de agua hirviendo. Deje reposar durante al menos 20 minutos, cuele y deje enfriar. También puede agregar unas gotas de aceite esencial de romero. Úselo para enjuagarse el cabello después del champú. Si así lo prefiere, puede enjuagárselo luego con agua después de unos cuantos minutos, pero en realidad no es necesario, porque este enjuague no recubrirá su pelo con una capa de residuos. "En mi opinión, el romero es la mejor hierba para fortalecer y revitalizar el cabello", dice la Dra. Eversole. "Ayuda a controlar la sobreproducción de grasa o seborrea en el cuero cabelludo, la cual puede provocar caspa." El romero con frecuencia se utiliza para oscurecer el cabello, así que las rubias deben de evitarlo. Si usted tiene el cabello rubio, use un enjuague de manzanilla en lugar de romero.

Masajéese con jojoba. "Un masaje del cuero cabelludo con aceite de jojoba, cubriéndose luego la cabeza durante 30 minutos con una bolsa de plástico envuelta con una toalla, es una buena manera de limpiar el cuero cabelludo y los folículos pilosos", recomienda la Dra. Eversole. También sugiere agregar aceite esencial de romero, salvia o lavanda (espliego, alhucema, *lavender*) al aceite de jojoba para aumentar los efectos. "Agregue más o menos 5 gotas de aceite esencial de calidad terapéutica a cada onza (30 ml) de aceite de jojoba", indica la herbolaria.

Además, la Dra. Eversole advierte que no es bueno usar champús que contengan sulfato laurilo/laurato de sodio (*sodium lauryl/laureth sulfate* o *SLS* por sus siglas en inglés). "Estos champús son tóxicos y muy dañinos para la cabeza y el cuero cabelludo", explica la experta.

Pruebe un poco de vinagre. El vinagre de manzana (*apple cider vinegar*) con hierbas y hamamelis (hamamélide de Virginia, *witch hazel*) ayuda a mantener el equilibrio natural de acidez en su cuero cabelludo, lo cual mejora la salud de éste en general, además de que las hierbas reducen la inflamación. Así lo indica Shatoiya de la Tour, una herbolaria de Auburn, California.

Prepare un enjuague de hierbas mediante una infusión de cualquier combinación de caléndula (maravilla), llantén (*plantain*) y consuelda (*comfrey*) con vinagre. Llene un frasco de un cuarto de galón (950 ml) a la mitad con hierbas secas o completamente con hierbas frescas, bien apretadas, y cúbralas con vinagre. Mida bien y anote la cantidad de vinagre, sea en mililitros o tazas, que usó para cubrir las hierbas. Deje en infusión de tres a seis semanas y luego cuele. Por cada ¾ de cuarto de galón (710 ml) o 3 tazas (ambas medidas son iguales) de vinagre que usó para cubrir las hojas, agregue 1 taza de agua destilada y 1 onza (30 ml) de hamamelis. Para usar el enjuague, mezcle un chorrito —más o menos 2 cucharadas— de la infusión con 1 pinta (473 ml) de agua y enjuáguese el cabello con esto después del champú, indica de la Tour.

Échese aceite. Si su cuero cabelludo está siempre bien humectado, hay menos probabilidad de que le dé caspa, dice el Dr. Herten. Para preparar un tratamiento de aceite, caliente 1 onza/30 ml (más o menos ⅛ de taza) de aceite de oliva en una taza de medir de *Pyrex* en el horno de microondas o en un baño María hasta que esté tibio pero no muy caliente ni hirviendo. Luego frótese el cuero cabelludo con el aceite. Póngase una gorra para la ducha y deje reposar durante 30 minutos. Finalmente, lávese el cabello con un champú suave. Repita el tratamiento una vez por semana, sugiere el Dr. Herten.

Acuda al agua. Para mantener bien humectado su cuero cabelludo desde el interior, cuídese de la deshidratación. Esto significa tomar por lo menos 8 vasos de 8 onzas (240 ml) de agua al día y comer por lo menos cinco porciones de frutas y verduras todos los días, dice el Dr. Donsky.

Cubra su 'coco'. El sol y el frío resecan el cuero cabelludo. Si usa un sombrero regularmente hay menos probabilidad de que esto suceda y de que produzca, por lo tanto, un exceso de las escamillas que causan la caspa, explica el Dr. Donsky.

Cúrela con calma. Evite el estrés tomándose descansitos de cinco minutos para relajarse regularmente. Con frecuencia la caspa y otros problemas del cuero cabelludo son producto del estrés, afirma la Dra. Bihova. Por lo tanto, si sabe que va a ocurrir algo estresante, tómese el tiempo necesario para calmarse de antemano. Salga a caminar, escuche música tranquilizante o simplemente mire por la ventana durante cinco minutos. Si ya se siente estresada, tome un descanso para relajarse. Si usted logra calmarse, es muy posible que también consiga controlar su caspa más pronto.

Nota: Para conseguir las hierbas y los otros productos naturales mencionados en este capítulo, consulte la lista de tiendas en la página 173.

CELULITIS Y ESTRÍAS

Cómo derrotar a este dúo desagradable

Ya llegó el verano. Qué rico, ¿no? Bueno, eso depende, ¿verdad? Aunque para muchas mujeres el verano es un tiempo de diversiones, a algunas de nosotras nos invade cierto temor cuando llega la temporada de los *shorts* y trajes de baño. Nos preocupa la celulitis o quizás las estrías, y nos sentimos como si el mundo entero se fijara de nosotras cuando salimos a la playa o cuando estamos en una piscina (alberca).

Acudimos a diversas medidas para resolver estos problemas estéticos, desde cremas hasta aparatos especiales. O simplemente tapamos las áreas con imperfecciones. Quizás lo único bueno que tengan estos dos males es que son inofensivos y no amenazan a nuestra salud. Pero inofensivos o no, de toda forma no es nada agradable tener que lidiar con ellos. Pero antes de que podamos ofrecerle soluciones, es importante entender cómo estos señales del envejecimiento se "cuelan" en nuestros cuerpos.

Primero, vamos a tratar la celulitis, que no es nada más que grasa corporal, según dice el Dr. Joseph P. Bark, un dermatólogo de Lexington, Kentucky. Se ve distinta de otros tipos de grasa por la forma en que su cuerpo la guarda.

Imagínesela como una gran cantidad de células de grasa amontonadas en un almacén. Cuando se juntan tantas que ya ni caben en el cuarto, las paredes se pandean y hacen presión contra la piel, explica el Dr. Melvin L. Elson, director de un centro de dermatología en Nashville, Tennessee. El resultado son los hoyitos característicos de la celulitis, ese aspecto como de cáscara de naranja. Por eso, algunos le dicen "piel de naranja" a la celulitis.

Estos hoyitos horrosos suelen aparecer en los muslos, las caderas o las asentaderas. Si usted tiene celulitis, puede echarle la culpa a sus genes. Según el Dr. Elson, las investigaciones indican que ésta se hereda. Esto explicaría por qué a algunas mujeres les sale celulitis aunque se mantengan delgadas, mientras que otras se salvan de esta molestia.

La celulitis se forma, pues, debajo de la piel. Las estrías, por el contrario, aparecen en la superficie misma de la piel. Al principio se trata de unas líneas de color rosado o morado que cubren los senos, el vientre, las asentaderas, los muslos y a veces hasta los brazos. Con el tiempo se tornan blancas o más pálidas, pero la piel sigue viéndose brillosa y estirada.

La mayoría de las mujeres relacionan las estrías con el embarazo. Sin embargo, estas lesiones parecidas a cicatrices también pueden ser el resultado de un aumento de peso o de ejercicios que abultan los músculos; en fin, pueden ser causadas por cualquier cosa que estire y desgarre los tejidos elásticos de la piel. También se ha establecido un vínculo entre las estrías y el uso prolongado de cremas de cortisona muy potentes o de otros medicamentos corticosteroides, los cuales se encargan de hacer más fina a la piel. Se parecen a la celulitis en el sentido de que se quedan para siempre. Éstas son las malas noticias. Pero también las hay buenas. Usted puede hacer varias cosas para que tanto la celulitis como las estrías se noten mucho menos y usted se sienta más a gusto y segura de su apariencia. Y si ninguno de estos problemas la afecta aún, las noticias son mejores todavía: con una buena alimentación, ejercicios regulares y otras formas de cuidarse a sí misma, quizá logre evitarlos por completo.

Cómo conquistar la celulitis

La lucha contra la celulitis se ha convertido en una próspera industria, la cual produce todo tipo de cremas milagrosas e ingeniosos aparatos que prometen reventar o exprimir la grasa. Sin embargo, la verdad es que nada cura la celulitis. Lo que usted sí puede hacer es prevenir que aparezca o reducirla a un grado mínimo, si ya la tiene, por medio de un estilo de vida sano que combata la grasa y por medio de las siguientes medidas.

Cuide su consumo de grasa. Limite su consumo de grasa alimenticia a no más del 25 por ciento del total de las calorías que usted consume a diario. Puede empezar por reemplazar los alimentos fritos, las carnes grasosas y los aliños (aderezos) con aceite por pasta integral, frutas, verduras y otras opciones sin grasa o con poca grasa. Entre menos grasa consuma usted, menos grasa tendrá que almacenar su cuerpo, explica el Dr. Elson. Y sin esas células de grasa no habrá más celulitis. Para más información, vea "Cómo calcular su consumo de grasa" en la página 41.

Elimínela con ejercicios. Haga ejercicios aeróbicos durante 30 minutos por lo menos tres veces a la semana, de preferencia un día sí y un día no. Los ejercicios aeróbicos son las actividades que obligan a su cuerpo a aprovechar el oxígeno más de lo que normalmente haría en la vida diaria, explica Amy Nelson, una instructora en cuestiones de salud y buena forma física de Los Ángeles, California. Esta experta recomienda correr,

CÓMO CALCULAR
SU CONSUMO DE GRASA

Los expertos recomiendan que no más del 25 por ciento de las calorías totales que consumamos a diario provenga de la grasa. Para calcular el porcentaje de grasa en su alimentación diaria, sume la cantidad de grasa y también calorías totales que ingiere cada día. Después multiplique la cantidad de grasa por 9, porque hay 9 calorías en cada gramo de grasa. Divida esta cifra por la cantidad de calorías totales y sabrá el porcentaje. Por ejemplo, si usted consume 2,000 calorías a diario y 56 gramos de grasa, al multiplicar 56 por 9 tendrá 504. Si divide 504 por 2,000, sale en .25, o sea, un 25 por ciento, lo recomendado.

nadar, andar en bicicleta o incluso caminar a paso ligero, de tal manera que esté haciendo cierto esfuerzo pero aún pueda conversar sin falta de aliento. Este tipo de actividad acelera el metabolismo, o sea, el mecanismo por medio del cual su cuerpo quema las calorías. Entre más calorías queme su cuerpo, menos guardará en forma de grasa.

Piérdalo con pesas. Los días en que no le toca hacer aeróbicos, haga ejercicios de fortalecimiento. Los ejercicios de fortalecimiento —hechos con pesas o utilizando al cuerpo mismo como contrapeso— reemplazan la grasa corporal con músculos. "Conforme aumente su masa muscular y disminuya la de la grasa, su celulitis se notará menos", dice el Dr. Elson. Y no se preocupe, no se va a ver como Sylvester Stallone o alguien así. La idea es adquirir tono muscular, no abultar los músculos. Además, el cuerpo de la mujer contiene cantidades bajas de testosterona. Esta hormona permite a los hombres desarrollar músculos grandes. Así que tranquila, que no va a verse como hombre ni como una de esas mujeres fisiculturistas sólo por hacer unos cuantos levantamientos de pesas. Para tonificar sus músculos, una mujer debe tratar de aumentar el número de repeticiones de un peso mínimo en lugar de incrementar el peso máximo que está levantando. Para combatir la celulitis, se recomiendan los ejercicios que ocupan al cuerpo de la cintura para abajo, como el *curl* y el "pres" de pierna, las sentadillas (cuclillas) e incluso las abdominales.

Qué hacer contra las estrías

El mejor remedio para las estrías es la prevención. Una vez que aparecen, no se borran ni con toda la manteca de cacao, aceite de oliva o gel de vitamina E del mundo. Algunas mujeres han tenido cierto éxito tratándose con tretinoína, un medicamento contra el acné que sólo se vende con receta (*Retin-A*), o bien con productos vendidos sin receta que contienen alfa-hidroxiácidos (AHA o *alpha-hydroxy acids*). Así lo indica la Dra. Wilma F. Bergfeld, una dermatopatóloga de la Fundación Clínica de Cleveland en Cleveland, Ohio. (Los AHA son el principio activo de la *Intensive Care Lotion for Dry Skin* de *Vaseline* así como de la *Alpha Hydroxy Renewal Lotion* de *St. Ives*.)

Para evitar que las estrías marquen su piel, siga los siguientes consejos de los expertos.

Empiece con los fundamentos. Controle su peso mediante una alimentación razonable en la que no más del 25 por ciento de las calorías totales que consume a diario provengan de la grasa, además de hacer 30 minutos de ejercicios por lo menos tres veces a la semana. El sobrepeso puede producir estrías, según lo indica la Dra. Diane Madlon-Kay, médica familiar del Centro Médico St. Paul-Ramsey ubicado en St. Paul, Minnesota.

Existen muchas fórmulas algo complicadas para calcular su peso ideal, pero algunos expertos utilizan un método sencillo para saber si usted por lo menos se acerca a ese peso ideal. Si usted mide 5 pies (1.52 m) de estatura, debería de pesar 100 libras (45 kg). Si usted es más alta, agregue 5 libras (2.2 kg) por cada pulgada (2.5 cm) adicional de estatura. Una vez obtenido el resultado, súmele el 10 por ciento si tiene una constitución robusta, o réstele el 10 por ciento si la tiene delgada.

Si usted está embarazada, siga las indicaciones de su médico para controlar su aumento de peso. Un aumento típico de peso sería de entre 3 y 4 libras (1.3–1.8 kg) durante el primer trimestre y más o menos una libra (448 g) por semana durante los últimos dos trimestres. Las investigaciones hechas por la Dra. Madlon-Kay le han mostrado que las estrías son menos frecuentes en las mujeres que sólo suben el peso aconsejado por sus médicos. "Sin embargo, esto no siempre es cierto", agrega la doctora. "Es posible que a algunas mujeres les salgan estrías aunque hayan subido el peso adecuado durante su embarazo."

Durante el embarazo, aplique un humectante a su vientre dos veces al día, sugiere la Dra. Bergfeld. Los tejidos elásticos de su piel se estiran más y se desgarran menos cuando están hidratados, explica.

Nota: Las mujeres embarazadas o que estén amamantando deben reducir el uso de medicamentos y sustancias químicas fuertes, advierte la Dra. Bergfeld, incluso algunas sustancias de uso tópico, como la tretinoína. Escoja bien sus lociones y cremas. Por lo general, las más naturales suelen ser las más seguras.

Salga del sol. Aplique una loción antisolar (filtro solar) con un factor de protección antisolar (o *SPF* por sus siglas en inglés) de 15 o más por lo menos 30 minutos antes de salir, para que su piel la absorba muy bien. Acuérdese de repetir la aplicación cada dos horas, más o menos, o inmediatamente después de haberse lavado o enjuagado o de sudar mucho. "Cualquier cosa que daña la piel, incluso el sol, hace que sea más frágil y propensa a sufrir estrías", dice la Dra. Bergfeld.

Sea firme con ellas. Los siguientes ejercicios sirven para dar mayor firmeza a las áreas con estrías, lo cual hace que estas lesiones sean menos visibles. Para empezar, haga tres series de entre 8 y 10 repeticiones de cada ejercicio tres veces por semana. Descanse por dos o tres minutos entre cada serie. Poco a poco vaya aumentando hasta llegar a 20 repeticiones en cada serie.

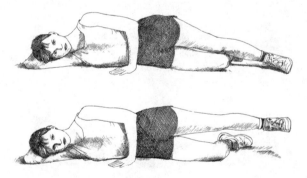

Para lograr caderas y piernas más firmes, acuéstese de lado en el piso con los muslos pegados el uno con el otro, la pierna de arriba estirada y la de abajo doblada en la rodilla. Extienda el brazo inferior arriba de la cabeza y recueste la cabeza encima. Apoye la palma de la otra mano en el piso delante de su cintura. Manteniendo la pierna de arriba estirada y los dedos señalando directamente al frente, levántela despacio, desde la cadera hasta el pie, hasta la altura máxima que logre alcanzar, y luego bájela otra vez al piso, también muy despacio. No alce la pierna con brusquedad ni la deje caer rápido. En cambio, suba y baje la pierna con un movimiento lento y controlado. Haga todas sus repeticiones antes de cambiar de pierna.

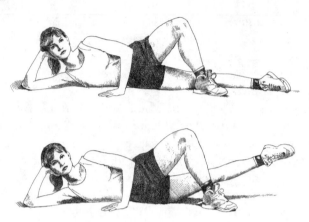

Para hacer más firme la parte interna de sus muslos, acuéstese de lado, apoyando la cabeza en la mano. Mantenga estirada la pierna de abajo. Doble la pierna de arriba y coloque el pie delante de su pierna de abajo. Trate de levantar la pierna de abajo unas 6 pulgadas (15 cm) y bájela nuevamente. Haga todas sus repeticiones antes de cambiar de pierna.

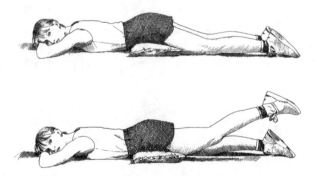

Para unas asentaderas más firmes, acuéstese boca abajo en el piso con una almohada debajo de las caderas. Voltee la cabeza de lado y apoye la mejilla sobre sus manos entrelazadas. Separe una pierna del piso con el talón primero, levántela de 3 a 6 pulgadas (8–15 cm) y vuélvala a bajar. Repita con la otra pierna y siga alternando piernas.

Si desea conocer más ejercicios para combatir la celulitis y estrías, vea las ilustraciones que empiezan en la página 158.

CUTIS GRASOSO

Control instantáneo

Tener el cutis grasoso no es tan malo. Claro, le brilla la nariz o la frente. Sin embargo, la ventaja es que la grasa le da una textura suave y elástica al cutis.

La clave está en establecer el equilibrio entre las ventajas y las desventajas. De alguna manera hay que controlar la grasa para obtener el máximo beneficio con un mínimo de molestias.

Según dicen los médicos, el cutis grasoso suele ser hereditario. Es causado por una sobreproducción de sebo (grasa) por parte de las glándulas sebáceas. Afortunadamente, hay muchos tratamientos caseros con hierbas para este problemita. A continuación ofrecemos algunas indicaciones expertas al respecto.

Lávese con avena y hierbas. Los copos de avena tradicionales o instantáneos limpian el cutis grasoso sin extraerle la grasa que lo protege, según Kathlyn Quatrochi, N.D., una naturópata de Oak Glen, California. "Prepare una pasta con 1 cucharada de avena, 1 cucharada de agua tibia, ½ cucharadita de lavanda (espliego, alhucema, *lavender*) fresca o seca y 1 cucharadita de miel", sugiere la Dra. Quatrochi. "Deje remojar la pasta durante 1 hora y luego úsela para lavarse suavemente, como si fuera jabón. La lavanda es antibacteriana, pero al mismo tiempo cuida la piel", explica la naturópata.

Prepare una mascarilla de fresa y lavanda. Controle la grasa con una mascarilla de arcilla mezclada con fresa y lavanda, sugiere Mindy Green, una herbolaria de Boulder, Colorado. "Esta fórmula ayuda a regular las glándulas y secreciones sebáceas hiperactivas", indica. "Su cutis se sentirá limpio, no lleno de grasa."

Prepare la mascarilla mezclando 1 cucharada de arcilla facial (disponible en tiendas de productos naturales), 1 cucharada de hamamelis (hamamélide de Virginia, *witch hazel*), 1 fresa aplastada y 1 gota de aceite esencial de lavanda. Aplique a su cara (excepto la parte alrededor de sus ojos) y deje durante 10 a 15 minutos; luego enjuáguese con agua tibia.

Límpiese la cara con agua de rosas. Para controlar esas manchas grasosas que aparecen en el curso del día, no se lave con jabones fuertes, los cuales eliminan demasiada grasa de la superficie de su rostro. Mejor

REFRESQUE SU CUTIS CON FRUTAS Y HIERBAS

Necesitará semillas de girasol y jugo de piña (ananá). Más bien parece una merienda (botana, refrigerio) para una tarde de calor que un tratamiento de belleza, ¿verdad? Sin embargo, cuando se juntan, estos dos regalos de la naturaleza dan un producto muy eficaz para lavar el cutis. Según Stephanie Tourles, una cosmetóloga de Hyannis, Massachusetts, la mezcla se encarga de limpiar y exfoliar el cutis al mismo tiempo.

El jugo de la piña fresca contiene ácidos naturales de fruta que eliminan las células muertas de la piel, de manera muy semejante al efecto de los alfa-hidroxiácidos contenidos en algunas cremas comerciales para la cara. Las semillas de girasol molidas exfolian el cutis, eliminando con suavidad las células muertas para revelar células nuevas con una apariencia más joven. "Además, los aceites de la semilla de girasol quitan muy bien el maquillaje y el exceso de grasa, sin afectar la humedad del cutis", indica Tourles.

Para preparar su limpiador facial, muela las semillas en un procesador de alimentos o un molinillo de café limpio. Luego combine 1 cucharada de harina de semilla de girasol con 1 cucharada de jugo de piña fresco (el de lata no funciona). "Si no tiene jugo de piña, sustitúyalo por una mezcla mitad jugo de limón, mitad agua", sugiere ella.

Masajee su cara suavemente con la mezcla fresca. Déjela secar durante 10 minutos y enjuague con agua tibia. Le arderá un poco al aplicarla, lo cual es indicio de que está funcionando. Si le arde demasiado, enjuáguese enseguida y prepare una solución mitad jugo de piña, mitad agua, la siguiente vez que quiera usar el limpiador. Sólo falta una última advertencia: Si tiene una alergia al látex o si tiene acné, no aplique piña a su piel. Las semillas de girasol molidas se consiguen en las tiendas de productos naturales. Para comprarlas, vea la lista de tiendas en la página 173.

tenga siempre a la mano unos algodones y un frasco de hidrosol (*hydrosol*). El hidrosol es un tipo de agua aromatizada con hierbas, como el agua de rosas o de azahar (flor de naranjo) que en inglés se llama *orange-blossom water*. Úsela para quitarse el exceso de grasa suavemente durante el día, sugiere Green. "Esto reduce el brillo grasoso, pero protege la humedad natural de su piel", señala.

Tonifique con salvia y menta. La salvia (*sage*) ayuda a controlar el cutis grasoso y la menta (*mint*) sirve para refrescar. En combinación con el hamamelis, estas hierbas producen una loción tonificante aromática que restablece la capa ácida protectora de la piel, explica la Dra. Quatrochi.

Agregue una cucharadita de salvia y una cucharadita de menta a 4 onzas (120 ml) de hamamelis y deje reposar de uno a tres días. Puede usar la loción sin colarla. Aplíquela con un pedacito de algodón. Guárdela en un recipiente hermético dentro o fuera del refrigerador durante dos meses como máximo.

Use el hamamelis solito. Además de la loción tonificante de hamamelis y hierbas que ya recomendamos, también puede tratar de usar el hamamelis solo. Se trata de un astringente popular entre los dermatólogos. "El hamamelis es suave y no tiene muchos ingredientes adicionales", dice la Dra. Mary Ruth Buchness, jefa de dermatología en el Hospital y Centro Médico de St. Vincent de la ciudad de Nueva York. Siempre es mejor cuidar su piel con los productos más sencillos y puros. Esta advertencia incluye a los productos naturales que contienen aceites esenciales (los extractos de hierbas utilizados en la aromaterapia y para masajes), los cuales les causan alergias a algunas personas.

Dé de beber a su piel. Tonifique su piel, déle firmeza y elimine la grasa con un astringente cuyo ingrediente principal es el vodka, sugiere la experta en belleza Stephanie Tourles, una cosmetóloga de Hyannis, Massachusetts. "Es excelente después de una sesión de ejercicios o como un limpiador rápido para eliminar la grasa a la mitad del día o cuando está a punto de salir de su casa", dice. "No secará su cutis en exceso."

Para preparar su astringente herbario, mezcle ½ taza de agua, ½ taza de vodka, ¼ taza de hamamelis y 1 cucharadita de cada una de las siguientes hierbas secas: salvia, milenrama (real de oro, alcaina, alcanforina, *yarrow*), manzanilla, romero (*rosemary*), toronjil (melisa, *lemon balm*), menta, menta verde (*spearmint*) y hojas de fresa. Ponga en un frasco muy bien cerrado, guarde durante dos semanas en un sitio fresco y oscuro y cuele. "El líquido quedará de color verde pálido y tendrá una fragancia herbaria y floral", dice Tourles. Aplique con un algodón y deje que su piel se seque al aire. Este astringente se conserva por seis meses a temperatura ambiente o hasta un año en el refrigerador.

Lávese con cuidado. Si usted tiene el cutis grasoso, es posible que tenga ganas de estarse lavando la cara todo el tiempo. Sin embargo, cuando el cutis se lava demasiado, o sea, más de tres veces al día, se estimula su producción de grasa. "Cada poro de la piel es una fabriquita de grasa", explica la Dra. Mary Lupo, profesora de dermatología en la Universidad de Tulane de Nueva Orleáns. "Su piel sabe cuánta está produciendo, como si tuviera una varilla medidora de grasa. Si usted elimina la grasa constantemente, su piel va a decir: '¡Qué mal! Aquí falta grasa. Voy a producir más.'"

Las glándulas sebáceas también se animan si las frota con demasiada fuerza, así que lávese con suavidad. Y las personas que tienen el cutis grasoso deben evitar los jabones demasiado grasosos (diseñados para humectar mientras limpian), como *Dove* y *Tone*: su piel no necesita grasa adicional. De acuerdo con la Dra. Susan Taylor, profesora de medicina en la Universidad de Pensilvania en Filadelfia, "Los jabones antibacterianos (como *Dial* y *Lever 2000*) son útiles", porque el cutis grasoso tiende a tapar los poros y estimular el crecimiento bacteriano.

Nota: Para conseguir las hierbas y los otros productos naturales mencionados en este capítulo, consulte la lista de tiendas en la página 173.

Cutis sensible

Indicaciones para aliviar las irritaciones

A algunas mujeres les sale un intenso sarpullido rojo en cuanto se ponen el nuevo perfume que su esposo le regaló el Día de los Enamorados. A otras se les resecan las manos y les da una comezón terrible cuando empiezan a usar una nueva marca de jabón. Otras más descubren que el maquillaje que han usado por años sin problema les ha llenado la cara de manchas y además tienen mucha comezón.

Todos estos incidentes son típicos del cutis sensible, que siente comezón, ardor o escozor a la menor provocación, si no es que le sale un sarpullido rojo e hinchado o un brote de ampollitas. Por lo general el cutis sensible reacciona con saña cuando lo irritan ciertos ingredientes en los productos cosméticos, para el cuidado de la piel o para la limpieza doméstica. Los mismos productos —jabones, detergentes, champús, desodorantes, antitranspirantes, cosméticos y baños de burbujas— que no molestan a otros pueden ser el acabóse para la piel sensible.

El cutis de algunas mujeres se torna más sensible en ciertas épocas del año. El clima frío y seco y la presencia de alérgenos en el ambiente pueden agravar el cutis sensible y hacerlo vulnerable a erupciones, según explica el Dr. Michael Ramsey, profesor de dermatología en el Centro Médico Geisinger de Danville, Pensilvania.

"Cuando las mujeres dicen que tienen el cutis sensible, normalmente se refieren a que su piel se reseca con facilidad, les da comezón en el invierno o son más propensas a reaccionar a los alérgenos en el ambiente", indica el dermatólogo. En algunas mujeres, la piel de su cara, sobre todo alrededor de los ojos, es más sensible que la del resto de su cuerpo.

"No entendemos del todo por qué una persona llega a desarrollar una sensibilidad especial hacia algún ingrediente que antes no le resultaba irritante", dice el Dr. Andrew Scheman, profesor de dermatología en la Universidad del Noroeste en Chicago, Illinois. Es posible que un problema menor vaya empeorando paulatinamente a lo largo del tiempo o que una sustancia irritante se introduzca a la piel a través de una cortada, una quemadura o una infección. Una grave quemadura de sol puede aumentar la sensibilidad al reducir las cualidades protectoras de la piel. Asimismo, la piel se reseca debido a los cambios hormonales de la menopausia, volviéndose más sensible al ambiente. "Por lo general, si un problema aparece donde antes no hubo ninguno, se debe a una alergia más que a una irritación", agrega el Dr. Scheman.

La piel sensible puede reaccionar de dos maneras. Es posible que la irrite una nueva marca de champú o unos detergentes domésticos muy fuertes. También es posible que usted le tenga una alergia a una fragancia o a la resina de formaldehído del esmalte de uñas, entre otros muchos posibles alérgenos. Si el dermatólogo no le aplica un *test* de parche, lo más probable es que nunca vaya a saber si esa mancha roja y reseca con comezón que le apareció en la piel se debe a una irritación o a un alérgeno. Lo que sí sabe es que le molesta y quiere que se le quite.

Si la causa es una alergia, tendrá que evitar el ingrediente culpable. Si se trata de una irritación, por el contrario, la única "cura" posible es cambiar el producto por otro más suave para reducir sus molestias al mínimo.

Prescripciones prácticas para protegerse la piel

Las mujeres que tienen el cutis sensible suelen acercarse a los productos desconocidos con cierta desconfianza y la preocupación de que el nuevo humectante o crema contra el envejecimiento les cause más problemas de los que logre resolver. Una posibilidad sería someterse a las pruebas epicutáneas de un dermatólogo antes de desperdiciar tiempo y dinero probando todos los productos cosméticos por su propia cuenta. Las siguientes precauciones podrán ayudarle en este sentido.

Manténgase en el mínimo. Utilice el menor número posible de cosméticos y productos para la limpieza del cutis. Una rutina sencilla para cuidar el cutis reduce el número de irritantes que le puedan salir al paso.

Evite los aromas. Si no ha ido a que un dermatólogo le haga pruebas, evite los productos con fragancias. Los aromas están entre los ingredientes que más sensibilizan la piel. Lea las etiquetas y evite los productos en los que aparezcan palabras como "perfume", "fragancia" (*fragrance*) o "aromaterapia" (*aromatherapy*), o que contengan cualquier ingrediente botánico, incluyendo la manzanilla, el palo de rosa (*rosewood*), la lavanda (espliego, alhucema, *lavender*), el limón y el romero (*rosemary*). Según el Dr. Scheman, un producto sin perfume o libre de aromas de hecho puede contener fragancias para ocultar el olor de algún otro ingrediente.

Investigue los ingredientes. "Aunque prácticamente todas las sustancias pueden causar una irritación o reacción alérgica en alguien, por lo común les aconsejo a mis pacientes de piel sensible que eviten ciertos agentes en especial", dice el Dr. Ramsey. Su lista incluye la lanolina (*lanolin*), que se deriva de la lana de oveja; la benzocaína (*benzocaine*), un anestésico tópico de uso común que se encuentra en algunos remedios contra la quemadura de sol y en medicamentos contra la comezón; neomicina (*neomycin*), un antibiótico tópico que aparece en el *Neosporin* y en los ungüentos de triple antibiótico; y el formaldehído (*formaldehyde*), el cual se encuentra en diversos champús, maquillajes y muchos productos para el cuidado de la piel. El formaldehído es la segunda sustancia que más sensibilidad produce y probablemente no lo vea señalado como ingrediente. En cambio, busque cuaternio #15 (*quaternium #15*), DMDM hidantoína (*DMDM hydantoin*), urea imidazolidinilo (*imidazolidinyl urea*), urea diazolidinilo (*diazolidinyl urea*) o bronopol. Todos estos son aditivos químicos que con el tiempo van liberando formaldehído.

Pruebe los productos hipoalergénicos. Este tipo de productos contiene menos fragancias y conservantes irritantes para la piel. Sin embargo, no se deje engañar por el nombre: "hipoalergénico" (*hypoallergenic*) no quiere decir que no cause alergias. "Simplemente significa que el fabricante ha concentrado sus esfuerzos en eliminar de sus productos los ingredientes muy conocidos como alérgenos o irritantes", explica el Dr. Nelson Lee Novick, profesor de dermatología en la Universidad de Nueva York en la ciudad de Nueva York.

Ojo con los otros. Evite los productos cuyas etiquetas sólo dicen "y otros ingredientes". Es posible que por ahí se esconda alguna sustancia irritante.

Evite los jabones medicinales. Según el Dr. Novick, estos jabones tienden a irritar y a resecar más que los convencionales; pueden contener alfa-hidroxiácidos (AHA o *alpha-hydroxy acids*), peróxido de benzoilo, agentes antibacterianos u otros ingredientes.

Adelante con los guantes. Use guantes de algodón dentro de los de goma (hule) o guantes de goma forrados de algodón para lavar los platos (trastes) o trabajar con cualquier sustancia química doméstica. Los guantes de goma forman una barrera protectora entre usted y los detergentes irritantes. El forro de algodón ayuda a absorber el sudor, que llega a irritar la piel más todavía.

Benefíciese con los beta. Al revisar las listas de ingredientes, busque el beta-hidroxiácido (*beta-hydroxy acid*), no el alfa-hidroxiácido. Se ha demostrado que los AHA, como los ácidos glicólico y láctico, por ejemplo, alivian la piel dañada por el sol al eliminar las células muertas de la piel y estimular el crecimiento de células nuevas. Sin embargo, muchas de las mujeres que tienen el cutis sensible no los soportan, ya que pueden causar escozor, ardor e irritación. El beta-hidroxiácido, disponible en humectantes y limpiadores como los que forman parte de la *Age-Defying Series* de *Oil of Olay*, es una alternativa más suave. Al igual que el AHA, el beta-hidroxiácido exfolia la piel y reduce los indicios de líneas y arrugas, pero irrita menos, indica la Dra. Debra Price, profesora de dermatología en la Universidad de Miami en la Florida.

Báñese bien. Dése baños o duchas rápidas con agua tibia, no caliente. Si quiere consentirse agregando algo al agua de su bañadera (bañera, tina), que sea un aceite sin aroma para baño. También puede probar un polvo de avena para baño, el cual alivia la piel irritada. Pero tenga cuidado, porque los aceites y polvos para baño vuelven resbaladizas las bañaderas. Evite el peligro de caerse al poner un tapete o gomas autoadheribles en el fondo de la bañadera.

Por último, enjuáguese bien y séquese ligeramente, sin frotarse. Aplique un humectante sin perfume con base de aceite mientras su piel aún esté húmeda, para ayudar a su piel a mantenerse hidratada.

Controle la comezón invernal. Durante el invierno, tanto a los hombres como a las mujeres les da comezón y su piel se vuelve más sensible para los irritantes. Una manera de prevenir el asunto es ponerse humectante lo antes posible y con frecuencia. Si usted sabe que su piel tiende a cubrirse de una erupción escamosa en cuanto aparecen los primeros indicios de frío, empiece a humectarla desde antes de que comience la irritación.

Tampoco estaría por demás comprarse un humectador doméstico para el aire. La calefacción central reseca el aire de las habitaciones y también la piel.

CUTIS Y PIEL RESECA

Soluciones para la sequedad

Comezón, despellejamiento, inflamación, "líneas de resequedad": el cutis reseco está expuesto a todo tipo de problemas desagradables y no muy atractivos. Muchas veces estos síntomas se agravan a causa de la baja humedad que reina en las habitaciones con calefacción o aire acondicionado. Otros peligros para el cutis reseco son el sol, el viento y el frío de invierno.

Los expertos saben que varios remedios naturales pueden rescatar una piel reseca al humectarla para aliviar la comezón, las manchas rojas y otros problemas. Sin embargo, también saben que estos remedios para la piel reseca funcionan mejor si primero se le humecta desde dentro.

"Tome mucha agua, por lo menos 8 vasos de 8 onzas (240 ml) al día", recomienda Kathlyn Quatrochi, N.D., una naturópata de Oak Glen, California. "Y asegúrese de que su alimentación contenga un poco de grasa; le hace falta a su piel. (Lo mejor son los aceites altos en grasas monoinsaturadas, como el de oliva y el de *canola*.) También le recomiendo tomar por lo menos 400 unidades internacionales de vitamina E al día (busque una marca cuya etiqueta indique 'tocoferoles mixtos' o *mixed tocopherols*). A algunas mujeres con eso les basta para acabar con la resequedad. Sin embargo, es posible que pasen hasta tres semanas antes de que note una diferencia en su piel."

A continuación las expertas le ofrecen otros consejos para superar la sequedad y embellecer la piel.

Échele leche. Si la comezón típica del invierno la está volviendo loca, "vaya al refrigerador y busque un ¼ de galón (950 ml) de leche. Viértala en un tazón (recipiente). Moje una toallita o un trozo de gasa con la leche fría y póngasela en la piel durante cinco minutos", recomienda la Dra. Susan C. Taylor, profesora de medicina en la Universidad de Pensilvania en Filadelfia. "La leche tiene propiedades antiinflamatorias que con frecuencia alivian la comezón. Acaba con el círculo vicioso de sentir comezón y rascarse."

Limpie con avena. En opinión de Stephanie Tourles, una cosmetóloga de Hyannis, Massachusetts, el suave poder limpiador de la avena es perfecto para la piel reseca.

HAGA COMO LAS DOCTORAS

En Filadelfia no hace tanto frío como en Alaska, pero de todas maneras sus inviernos maltratan la piel. La Dra. Susan Taylor, profesora de medicina en la Universidad de Pensilvania en Filadelfia, nunca se olvida de proteger su piel.

"Me pongo humectante dos veces al día, sin falta: por la mañana después de bañarme y por la noche después de quitarme la ropa. Es cuando más comezón se siente, así que es una buena hora para volverse a poner humectante.

"No dejo pasar un solo día sin ponerme humectante después de la ducha. Es el mejor momento para ponerse crema, la cual retiene la humedad de la ducha. Eso es muy importante.

"Haga de la hidratación un hábito, como ponerse desodorante", sugiere la doctora. La mejora que ha observado en su piel la motiva para seguir con su rutina. "También uso un humectante más fuerte a la mitad del invierno, cuando el aire está muy seco."

Para preparar su limpiador de avena, use un molinillo de café limpio o un procesador de alimentos para moler una cantidad suficiente de copos de avena para obtener ½ taza de avena molida. Combínela con ⅓ taza de semillas de girasol molidas, 4 cucharadas de harina de almendra, ½ cucharadita de hojas de menta (ambas cosas se consiguen en las tiendas de productos naturales) y una pizca de canela en polvo. Guarde en una bolsa de plástico resellable o en un recipiente de plástico con una tapa que ajuste bien.

"Antes de ducharse por la mañana o por la noche, ponga 2 cucharaditas de esta mezcla en un pequeño tazón de plástico, agregue 3 cucharaditas de crema espesa de leche y revuelva. Deje reposar unos minutos y luego frótese la cara y el cuello suavemente con la mezcla." Luego lávese la cara suavemente con agua templada. "El cutis queda liso y sedoso", dice Tourles. "La crema espesa elimina la mugre y el maquillaje sin extraer las valiosas grasas naturales de su piel. Yo uso esta mezcla durante todo el invierno."

Póngase una pasta. Una opción más rápida es mezclar la avena molida con crema o leche entera, sugiere la Dra. Quatrochi. "Para el cutis reseco, combine una o dos cucharadas de copos de avena normales —no avena instantánea— con suficiente leche entera o crema pesada para formar una pasta. Déjela reposar unos minutos, hasta que la avena empiece a inflarse un poco; úsela para frotarse la cara suavemente y luego enjuague", dice la naturópata.

Tome un baño de granos. Si todo su cuerpo se siente reseco y con comezón, un baño de avena lo aliviará, afirma Gayle Eversole, R.N., Ph.D., una enfermera y herbolaria de Everett, Washington. "La misma textura ligeramente viscosa que se observa en un tazón (recipiente) de avena alivia mucho en el baño", dice la experta. "La avena es resbaladiza, una cualidad que alivia y humecta. Eso es lo que cura su piel."

Para preparar su baño de avena, ponga de ½ a 1 taza de copos de avena tradicionales en una bolsa de muselina de algodón o en un pañuelo bien amarrado con una liga elástica. Coloque esta bolsa en la bañadera (bañera, tina) y llénela con agua caliente. "No vierta la avena directamente de la caja a la bañadera. El desagüe se taparía y sería un verdadero desastre", aconseja la Dra. Eversole.

Tonifique con áloe y azahar. Las lociones tonificantes normalmente se recomiendan para el cutis grasoso. Sin embargo, un tratamiento tonificante también puede ayudar a la piel reseca a equilibrar la acidez natural que la protege, mejorar la circulación y aliviar otros problemas como imperfecciones y eczema. Así lo explica Mindy Green, una herbolaria de Boulder, Colorado.

Para preparar una loción tonificante suave, mezcle 2 onzas (56 g) de gel de áloe vera (zábila, sábila, acíbar, altimorreal), 2 onzas (60 ml) de agua de azahar (flor de naranjo, *orange blossom*), 1 cucharadita de una infusión de vinagre de manzana con pétalos de caléndula (maravilla), 5 gotas de aceite esencial de siempreviva (*helichrysum*) y 800 unidades internacionales de aceite de vitamina E. La infusión de vinagre (en inglés, *apple cider vinegar infused with calendula petals*) y las hierbas se pueden conseguir en las tiendas de productos naturales. Puede comprar cápsulas de vitamina E en un supermercado o una farmacia y sacarles el aceite. Junte todos los ingredientes, vierta la mezcla en un frasco con una tapa que ajuste bien y agite.

En esta fórmula, el áloe funciona como humectante; el vinagre de manzana conserva el equilibrio adecuado de acidez, suaviza la piel y alivia la comezón; el aceite esencial de siempreviva estimula el crecimiento de las células de la piel y la caléndula la refresca, explica Green.

Calme las irritaciones con aceites esenciales. Una simple loción tonificante preparada con hamamelis (hamamélide de Virginia, *witch* *hazel*) y aceite esencial sirve para calmar la irritación de la piel reseca, "sobre todo el cutis que se pone rojo e inflamado en las mejillas y el caballete de la nariz", señala Tourles.

Combine ½ taza de hamamelis (el que se consigue en la farmacia está muy bien) con 10 gotas de uno de los siguientes aceites: lavanda, también conocida como espliego, alhucema y *lavender* (para regenerar las células de la piel y proteger contra las infecciones), sándalo, también conocido como *sandalwood* (para aliviar la piel agrietada y el sarpullido), manzanilla azul (un tipo especial de aceite de manzanilla que calma la piel inflamada y sensible) o geranio de rosa (para rejuvenecer las células de la piel). Vierta la mezcla en un frasco con una tapa que ajuste bien y agite bien. Aplique con un algodón por la mañana y por la noche, evitando la parte alrededor de sus ojos. Después, póngase un humectante.

Prepare una máscara de caléndula. Adicionada con crema batida, aceite de oliva y aguacate (palta), esta espléndida mascarilla humectante de caléndula y lavanda alivia la piel reseca y la protege contra las infecciones, dice la Dra. Quatrochi.

Para preparar la mascarilla de caléndula, mezcle ¼ taza de crema batida, ½ cucharadita de aceite de oliva, 2 cucharadas de aguacate maduro aplastado, 1 cucharadita de pétalos de caléndula y 1 cucharadita de flores de lavanda. "Déjela reposar durante 5 minutos, para que el líquido empape las hierbas, y luego bátala a mano o en el procesador de alimentos", sugiere la Dra. Quatrochi. "Úntela en su cutis limpio y déjesela por lo menos 5 minutos. Es maravillosa, porque alimenta su cutis con la humedad y la grasa que necesita para estar humectado." (Si le cuesta trabajo encontrar un aguacate maduro, omítalo.)

Vaporícese. Un tratamiento facial de vapor con hierbas es muy fácil de hacerse y casi obra milagros. Ponga a hervir entre 2 y 3 cuartos de galón (1.9–2.85 l) de agua en una olla grande. Agregue un buen puñado de alguna hierba o mezcla de hierbas saludables. Para el cutis reseco, Rosemary Gladstar, una herbolaria de East Barre, Vermont, recomienda manzanilla, rosa, consuelda (*comfrey*), lavanda o caléndula. Tape la olla y deje hervir a fuego lento durante varios minutos. Quítela del calor, póngala en una superficie estable, tápese la cabeza con una toalla grande y acerque su cara a más o menos 12 pulgadas (30 cm) del líquido caliente. Permanezca en el vapor de cinco a ocho minutos. Al terminar, enjuáguese la cara con agua fría y póngase una buena crema humectante.

Pruebe este baño de vapor facial una vez a la semana, cuidándose de no tirar el agua caliente.

Busque los AHA. Cuando se trata de prevenir el cutis reseco, todas las doctoras recomiendan los humectantes que contienen alfa-hidroxiácidos (AHA, *alpha-hydroxy acids*), los cuales se derivan de la leche, algunas frutas o la caña de azúcar. Los humectantes con AHA ejercen dos funciones. "Eliminan la piel reseca, muerta, costrosa y escamosa y retienen la humedad en su piel", explica la Dra. Taylor.

Báñese con agua tibia y un jabón suave. La temperatura del agua debe ser tibia, recomienda la Dra. Karen S. Harkaway, instructora clínica de dermatología en la Universidad de Pensilvania en Filadelfia. "Use un jabón muy suave, como *Dove, Lever 2000, Tone* o *Caress*. Si tiene la piel reseca, evite los jabones antibacterianos fuertes."

Nota: Para conseguir las hierbas y los otros productos naturales mencionados en este capítulo, consulte la lista de tiendas en la página 173.

DIENTES MANCHADOS

Medidas que le darán motivo para sonreír

Sin lugar a dudas, el tiempo deja sus huellas en nosotras. Se evidencian en las arrugas y patas de gallo, las manchitas de la edad y en nuestros dientes. Con los años, nuestras sonrisas de marfil adquieren un ligero tono amarillento.

"Las mujeres empiezan a notar un cambio en el color de sus dientes al acercarse a los 40 años de edad", dice Fay Goldstep, una dentista con consulta privada en Markham, Ontario.

En algunos casos, este problema no es consecuencia de envejecer, sino de los hábitos personales. El humo del cigarrillo tiñe sus dientes de amarillo y el consumo diario de café, té y refrescos (sodas) de cola produce manchas cafés en los dientes. También existen otras posibles causas, algunas de ellas completamente inesperadas: la tetraciclina y otros medicamentos, un caso severo de ciertas enfermedades infantiles como el sarampión o la tos ferina, agua potable naturalmente superfluorizada e incluso nadar con frecuencia en las aguas tratadas de una piscina.

En busca del brillo

Probablemente no le sirva de consuelo, pero si sus dientes brillan menos de lo que le gustaría, debe saber que usted no es la única. La Dra. Goldstep calcula que tres de cada cuatro mujeres a las que atiende en su consulta dental le mencionan su preocupación por el color de sus dientes y le preguntan cómo remediar el problema.

De acuerdo con las dentistas y otras profesionales dedicadas al cuidado dental, usted misma puede hacer varias cosas para lograr una sonrisa sensacional, sobre todo si lo que la molesta son manchas superficiales.

Mastique chicle después del café. Mastique un trozo de chicle sin azúcar después de tomar café o té. Así producirá más saliva, la cual eliminará los líquidos antes de que tengan la oportunidad de llenar sus dientes de manchas oscuras, sugiere Carole Palmer, R.D., Ed.D., profesora en la Universidad de Tufts de Boston. Después lávese los dientes con cepillo e hilo dental. De esta manera prevendrá el problema de las manchas, afirma la experta.

Arriba con el agua. La Dra. Palmer también recomienda que agarre un vaso de agua después de comer o de tomar algún alimento o bebida que tiende a producir manchas, como arándanos azules o café. La simple costumbre de enjuagarse la boca ayudará a limpiar sus dientes y evitará que se multipliquen las manchas, indica la profesora.

Pruebe _Peelu_. La mayoría de las tiendas de productos naturales venden _Peelu_, un extracto de la raíz de un árbol. "Se trata de un blanqueador natural", dice Richard Fischer, un dentista con consulta privada en Annandale, Virginia. El _Peelu_ se consigue en forma de pasta de dientes o en polvo. Según el Dr. Fischer, puede usarse diariamente en lugar de la pasta de dientes normal o además de ella. Utilice el polvo de la misma manera que la pasta.

Tómese su tiempo. Se llevará una sorpresa al darse cuenta de cómo sus dientes quedan mucho más limpios si se los lava a conciencia, con un cepillo de cerdas suaves y la técnica adecuada, dice la Dra. Palmer. De acuerdo con la experta, "la gente sólo se preocupa por el número de veces que se lavan los dientes, sin pensar en si lo están haciendo bien".

Empiece por abajo. Debbie Zehnder, R.D.H., una higienista dental de un suburbio de Filadelfia, les recomienda a las mujeres preocupadas por manchas superficiales en sus dientes que pongan una gota de pasta de dientes del tamaño de un chícharo en el cepillo y que empiecen por la parte de su dentadura que tiende a acumular la mayor cantidad de sarro. En muchas personas, esto suele pasar en los dientes inferiores de adelante. "La mayoría de las personas empiezan a lavarse atrás, por las muelas, pero si usted tiende a acumular más sarro en los dientes de adelante su método no es el mejor, porque la mayor parte de la pasta de dientes se habrá acabado o diluido cuando llegue ahí", explica la higienista.

Use el hilo. Cuando además de lavarse los dientes usted usa hilo dental de manera habitual, podrá acabar con la placa dental, la capa que se acumula en sus dientes y que no sólo provoca caries sino también manchas, opina William Howard, profesor de higiene dental en la Universidad del Oeste de Kentucky en Bowling Green. Es necesario limpiar cada diente con hilo dental por lo menos una vez al día, aconseja. "Un cepillo de dientes no quita la placa de los espacios entre los dientes", dice el Dr. Howard. "Cuando la placa se elimina de manera eficaz con el cepillo y el hilo dental, definitivamente se reduce el problema de los dientes manchados."

Evite los *kits*. Algunos *kits* caseros para blanquear los dientes incluyen unos moldes de plástico duro que se parecen un poco a los protectores dentales de los atletas. Sin embargo, a diferencia de los que su dentista podría hacerle, ajustándolos a su medida, los que se venden en la tienda pueden irritar sus encías, dice la Dra. Goldstep.

Deje el cigarrillo si desea el brillo. El sentido común indica que todos sus esfuerzos para blanquear sus dientes no le servirán de nada si fuma. De acuerdo con la Dra. Goldstep, si usted deja el cigarrillo, lo más probable es que sus dientes también se pongan más bonitos.

Nota: Para conseguir la pasta de dientes *Peelu* mencionada en este capítulo, consulte la lista de tiendas en la página 173.

ECZEMA

Consejos para conquistar la comezón

L a sensibilidad es algo maravilloso que nos permite apreciar desde la suavidad aterciopelada de un pétalo de rosa hasta la frescura que se siente al introducirse en las aguas transparentes de un lago incrustado entre montañas. No obstante, cuando esta sensibilidad se concentra en la piel, las experiencias que nos brinda el sentido del tacto no siempre son agradables. Todo resulta irritante, desde la ropa que pica y las temperaturas extremosas hasta el estrés emocional, los alérgenos y los agentes irritantes. La consecuencia final puede ser una dermatitis, una erupción que suele estar acompañada por enrojecimiento y comezón, así como, en los casos extremos, por urticaria y ampollas.

Si para usted es cosa común que su piel se cubra de una erupción escamosa rosada acompañada por mucha comezón, es posible que tenga una forma de dermatitis conocida como eczema, sobre todo si su piel se hace más gruesa y se llena de grietas dolorosas en algunas partes. El eczema con frecuencia es una afección hereditaria y sus erupciones pueden aparecer por causa de alergias, estrés e incluso cambios de temperatura. El tratamiento médico convencional del eczema incluye una amplia selección de medicamentos: tratamientos de cortisona y brea, antihistamínicos para aliviar la comezón y sedantes para poder dormir sin rascarse. Los expertos en la medicina natural recomiendan un enfoque distinto.

"La mayoría de los casos de eczema que he visto resultan ser reacciones a alimentos comunes como productos lácteos y trigo; por lo tanto, lo primero que hago es recomendar una dieta especial", indica Lisa Murray-Doran, N.D., una naturópata de Toronto, Canadá. "Luego uso cremas herbarias refrescantes para estimular la curación de la piel." Otros médicos herbarios agregan remedios botánicos para ayudar al cuerpo a procesar las toxinas que posiblemente estén causando las erupciones del eczema.

Cremas curativas

Existen varias cremas, pastas y productos curativos para baño hechos con ingredientes naturales que pueden utilizarse para tratar el eczema.

Obtenga mejoría con manzanilla. Según los naturópatas, las cremas o los bálsamos que contienen manzanilla son tan buenos —o mejores— que la crema de cortisona para aliviar la comezón y la inflamación.

Las investigaciones demuestran que la manzanilla contiene varias sustancias antiinflamatorias, entre ellas el azuleno y el bisabolol, los cuales reducen la reacción alérgica que da lugar al desarrollo del eczema. "Si no tiene una crema de manzanilla a la mano, puede preparar un té de manzanilla fuerte con 1 cucharada de hierba seca en una taza de agua hirviendo", sugiere Sherry Briskey, N.D., una naturópata de Tempe, Arizona. "Deje en infusión durante por lo menos 15 minutos, cuele y deje enfriar. Moje un trozo limpio de gasa con el té y aplique a la parte donde tiene el sarpullido. Deje la gasa puesta de 20 minutos a una hora, cambiándola en cuanto se seque y se caliente. Puede aplicar este remedio tres veces al día hasta que la lesión se seque y la inflamación disminuya."

Opte por el olmo. "El olmo (olmo americano, olmedo, *slippery elm*) contiene mucílago, el cual humecta y refresca la piel y puede fomentar su curación", según indica la Dra. Briskey. Combine el olmo en polvo con una cantidad suficiente de agua para producir una pasta fina y aplique a las partes inflamadas y con comezón de su piel, sugiere la naturópata. El agua puede tener cualquier temperatura que le resulte agradable. Déjese la pasta durante una hora como máximo o hasta que se seque. Luego enjuague suavemente con agua y séquese con cuidado, sin frotar. El tratamiento puede repetirse tres veces al día, indica la experta.

Inhiba las infecciones con hidraste. Los indios norteamericanos curaban el eczema con hidraste (sello dorado, acónito americano, *goldenseal*). Los investigadores han descubierto que la berberina, la sustancia que le da al hidraste su sabor amargo y color amarillo, mata muchos tipos de bacterias en el laboratorio. También es posible que mate las bacterias en su piel cuando se aplica a las heridas.

Los signos de una infección son enrojecimiento, una sensación de calor en la piel alrededor de la dermatitis y llagas rodeadas por pus. Si su piel parece estar infectada, acuda a un médico antes de tratar de curar la infección por su propia cuenta, advierte la Dra. Briskey.

Si su médico le da la luz verde para usar el hidraste para una dermatitis infectada, prepare un baño antimicrobiano con 1 parte de tintura (*tincture*) de hidraste y 3 partes de agua tibia. (En esta receta, puede usar 1 onza [30 ml] para representar una parte.) Empape un trozo de tela limpia con el líquido y aplique al sarpullido durante 15 a 20 minutos por sesión, cambiando la tela según sea necesario en cuanto se enfríe, sugiere la Dra. Briskey. Vuelva a aplicar este baño medicinal cuatro o cinco veces al día.

Alíviese con avena. La avena coloidal (cuya presentación comercial es *Aveeno*) puede calmar la comezón del sarpullido, afirma la Dra. Murray-Doran. Agréguela al agua tibia de una bañadera (bañera, tina) y disfrute un largo baño. Después de secarse, aplique un humectante o una crema herbaria de inmediato. El *Aveeno* se consigue en las farmacias.

Pruebe caléndula con lavanda. Según Christopher Robbins, un herbolario de Ross-on-Wye, Herefordshire, Inglaterra, el aceite de lavanda (espliego, alhucema, *lavender*) ayuda a aliviar la piel porque tiene un efecto calmante en el sistema nervioso central. La caléndula (maravilla) es una hierba antifúngica y antinflamatoria que se ha usado por siglos en las medicinas tradicionales de la India y Grecia. Es fácil conseguir la crema de caléndula en las tiendas de productos naturales. Agregue 5 gotas de aceite esencial de lavanda a 3½ cucharadas de la crema y aplíquela a las áreas afectadas dos veces al día hasta que se alivie la irritación.

Póngase la del pollito. Robbins afirma que la crema de la hierba del pollito (pajarera, hierba riquera, *chickweed*) es excelente para aliviar la comezón. Se puede conseguir en las tiendas de productos naturales. Úsela cuando le dé picazón, siguiendo las instrucciones en la etiqueta. Puede seguir usándola hasta que se le quite la comezón.

Siga la regla de humectación de los tres minutos. "Si usted tiene un eczema, es de importancia vital que humecte su piel a conciencia y con regularidad", dice Jeffrey Thompson, D.O., un dermatólogo con consulta privada en Murrysville, Pensilvania. "Elija una loción humectante espesa y póngasela durante los primeros tres minutos después de su ducha o baño, mientras que la piel aún esté húmeda. El propósito es sellarla para que la humedad no escape." Según el Dr. Thompson, lo mejor es alguna manteca vegetal sólida de cocina, como *Crisco*. Si le parece que la manteca mancha o embarra su ropa demasiado, el dermatólogo recomienda que use una loción para la piel como *Aquaphor*.

Consienta su piel. La indicación más importante es no irritar más su piel cuando ya lo está, indica Michael Murray, un naturópata de Bellevue, Washington. Evite las telas que pican, como la lana. Lave su ropa, toallas y ropa de cama con detergentes suaves sin perfumes y enjuáguelas muy bien. También es importante que evite sudar. La humedad y el calor empeoran la dermatitis. Si por algún motivo suda, tome una ducha lo más pronto posible.

SEMILLITAS QUE SANAN

El lino (*flax*), una planta de flores azules, se cultiva desde hace por lo menos 7,000 años. Su principal uso ha sido la producción textil, pero desde tiempo inmemorial también se aprovechan los beneficios que sus semillas brindan a la salud. Éstas han aparecido en las antiguas tumbas egipcias y Carlomagno, un rey francés del siglo VIII, ordenó por ley que sus súbditos comieran la semilla de lino para mantener su salud.

En la época moderna, la semilla de lino (*flaxseed*) se utiliza principalmente como un remedio natural y seguro contra el estreñimiento. Su contenido de mucílago, una fibra pegajosa que absorbe una gran cantidad de líquidos en el intestino, infla la semilla y hace más voluminoso el excremento.

También es posible que la semilla de lino ayude a curar el eczema, porque es rica en ácidos grasos esenciales, los cuales pueden ayudar a prevenir las erupciones eczematosas.

Instrucciones internas

El mundo de la medicina natural también ofrece las siguientes estrategias botánicas para ayudar a reducir la sensibilidad de su piel, tratando su cuerpo desde dentro.

Gánele con *gingko*. "Las personas que tienen eczema con frecuencia también sufren de alergias", explica la Dra. Briskey. "El *gingko* (biznaga) puede ayudar a reducir esta hipersensibilidad. Cuando se reducen las reacciones alérgicas, disminuye el enrojecimiento y la comezón." Según los resultados de un estudio, ciertos compuestos del *gingko* bloquean las reacciones alérgicas de la piel.

Busque un extracto estándar de *gingko* que contenga un 24 por ciento de glucósidos de flavonoides (*gingko flavonoide glycosides*), sugiere la Dra. Briskey. Éstos son los componentes activos de la hierba. Tome de 40 a 80 miligramos en forma de cápsulas (de 30 a 60 gotas del extracto

"Puede agregar la semilla molida a unos *muffins* o espolvorearla en su cereal", sugiere Sherry Briskey, una naturópata de Tempe, Arizona. "Lo mejor es moler sólo la cantidad de semillas que vayan a utilizarse en cada ocasión. El aceite sirve para ensaladas o verduras. Se pone rancio muy pronto, así que cómprelo en una tienda de productos naturales que lo tenga guardado en el refrigerador y refrigérelo en cuanto llegue a su casa."

Tome dos cucharaditas de aceite de semilla de lino o entre una y dos cucharaditas de semilla de lino molida al día. Para evitar gases, retortijones (cólicos) o una sensación abotagada, debe tomar ocho vasos de agua al día junto con la dosis de lino. Probablemente tendrá que tomar la semilla de lino durante por lo menos tres meses para notar una diferencia en su piel.

Nota: Para conseguir tanto la semilla de lino como el aceite de semilla de lino, consulte la lista de tiendas en la página 173.

líquido, también conocido como una tintura o *tincture*) tres veces al día durante tres o cuatro meses, recomienda la naturópata.

Agregue este aceite. Según la Dra. Murray-Doran, el aceite de prímula (primavera) nocturna (hierba del asno, *evening primrose oil*) es rico en ácidos grasos esenciales, los cuales ayudan al cuerpo a producir unos compuestos antiinflamatorios que previenen las erupciones rojas e hinchadas del eczema.

"La cantidad de aceite de prímula nocturna contenida en las cápsulas puede variar, así que siga las instrucciones del envase con respecto a la dosis a tomar", advierte la Dra. Murray-Doran. "Se trata de una terapia prolongada que debe continuar durante por lo menos tres meses antes de que usted note un gran cambio en su piel."

Écheles una manita a sus órganos. Las hierbas que apoyan el funcionamiento del aparato digestivo y del hígado también pueden ayudar a combatir el eczema, indica la Dra. Briskey. Según ella, en algunos casos el eczema surge debido a que "el aparato digestivo no metaboliza los alimentos adecuadamente y el hígado no transforma las toxinas por completo para excretarlos". Entonces, ya que el hígado no sacó a todas las toxinas —como hace normalmente— éstas terminan siendo excretadas por la piel. "Cuando el cuerpo reacciona a las toxinas en la piel", explica la naturópata, "puede producirse un eczema".

La Dra. Briskey sugiere tratar el eczema con lengua de vaca (*yellow dock*), trébol rojo, zarzaparrilla, diente de león (amargón) y bardana (cadillo, *burdock*). "Elija dos o tres en forma de tinturas", indica. "Tome de 30 a 60 gotas en una taza de agua tibia dos o tres veces al día durante por lo menos dos o tres meses. Si elimina los alimentos irritantes al mismo tiempo debería observar una mejoría."

La medicina popular utiliza la lengua de vaca, la bardana y el trébol rojo para tratar algunos problemas de la piel. Por su parte, el diente de león se usa desde tiempos inmemoriales como tónico para el hígado; se ha demostrado, en efecto, que estimula la secreción de bilis por el hígado y mejora el funcionamiento de éste. Por último, un estudio descubrió que la zarzaparrilla no deja que los complejos bacterianos llamados endotoxinas abandonen el intestino. Según la Dra. Briskey, la circulación de las endotoxinas por el torrente sanguíneo puede agravar algunas afecciones de la piel como el eczema.

Busque la cura en otra tintura. Otra hierba que los herbolarios dicen que ayuda al hígado y el aparato digestivo es la genciana (*gentian*). Según Robbins, para tratar el eczema se debe tomar diez gotas de una tintura de la hierba tres veces al día antes de las comidas. Igual que las otras hierbas depuradoras como la lengua de vaca y el trébol rojo, la genciana ayudará al aparato digestivo a "meter la chancla", acelerándolo en cierto sentido para que pueda despedir a las toxinas que terminan irritando la piel. Esta hierba se puede tomar hasta que usted esté libre de esta irritación.

Consuma quercetina. La quercetina es un flavonoide, un compuesto vegetal de la familia de los pigmentos frutales y vegetales; se encuentra en el limón, el espárrago y otras plantas. Diversos estudios demuestran que los flavonoides bloquean el flujo de histaminas, las sustancias liberadas por la piel al verse expuesta a un alérgeno.

Tome dos cápsulas de quercetina al día, recomienda el Dr. Willard Dean, director médico del Centro para la Autocuración ubicado en Santa

Fe, Nuevo México. Las cápsulas combinan la quercetina con vitamina C, señala el Dr. Dean.

Cúrelo con cinc. Tome 50 miligramos al día. Las investigaciones indican que el cinc acelera la curación de las heridas, lo cual lo hace valioso para tratar el eczema, según señala el Dr. Murray. (Sólo tome dosis de cinc mayores que 15 miligramos diarios bajo la supervisión de un médico.)

Tenga su propia hora del té. Tome un té de mahonia (*Oregon grape*) por la mañana, recomienda Douglas Schar, un herbolario de Londres, Inglaterra. Ahora bien, no espere resultados inmediatos; según Schar, quizás usted tenga que tomarse este té por un año o más antes de que se mejore. A pesar de que funciona lentamente, esta hierba parece ayudar porque dos de sus componentes activos, berbamina y berberina, tienen propiedades antihistamínicas y antiinflamatorias. Además, es posible que estimulen tanto el sistema inmunológico como la función hepática. Agregue una cucharada de raíz seca a una taza de agua hirviendo. Deje en infusión por diez minutos y cuele antes de tomárselo. Para mejorar el sabor, puede agregar un puñado de flores secas de manzanilla.

Nota: Para conseguir las hierbas y los otros productos naturales mencionados en este capítulo, consulte la lista de tiendas en la página 173.

LABIOS PARTIDOS

Bálsamos buenos para su boquita

Si últimamente su sonrisa no se ha parecido en nada a las de los modelos sensuales que nos miran desde las páginas de *Vanidades* o *Cosmopolitan*, no se preocupe. Esto es algo normal, dado que sus labios son las primeras víctimas de las duras condiciones climáticas que nos rodean, según la Dra. Lenore S. Kakita, profesora de dermatología en la Universidad de California en Los Ángeles. Los labios no cuentan con la protección de ningún pigmento, como la que la melanina brinda a su piel (defendiéndola en alguna medida contra los rayos del sol). Por lo tanto, son sumamente sensibles a los efectos dañinos del sol. Además, se encuentran en una parte del cuerpo que se reseca más al evaporarse el agua. Por si fuera poco, factores como el viento, el frío y la calefacción se encargan de secar el ambiente y de agravar el asunto aún más.

Una de las cosas que la naturaleza nos ofrece para resolver este problema es un bálsamo herbario para los labios que usted puede llevar cómodamente en el bolsillo, la mochila o la cartera. Una vez que domine las reglas para preparar la base de este bálsamo (vea la receta básica en "Bálsamo labial herbario" en la página 72), podrá adaptarlo a sus necesidades o deseos particulares, afirma Shatoiya de la Tour, una herbolaria de Auburn, California.

Prepare una infusión de aceite. Antes de seguir los pasos marcados en la receta, haga una infusión al agregar una hierba al aceite básico que usará para preparar el bálsamo. La hierba agregará aroma y poderes curativos a su bálsamo.

Para hacer una infusión herbaria de un aceite, vea "Cómo preparar una infusión de aceite" en la página 70.

De acuerdo con de la Tour, la lavanda (espliego, alhucema, *lavender*), la caléndula (maravilla), el llantén (*plantain*), la ortiga (*nettle*), la manzanilla y la consuelda (*comfrey*) son algunas alternativas buenas que sirven para las infusiones porque alivian los labios partidos y estimulan el proceso curativo.

Aplique un bálsamo de jojoba y cera de abeja. Las semillas de jojoba, un arbusto de hoja perenne, contienen un aceite ceroso, y según Ellen Kamhi, R.N., una herbolaria de Oyster Bay, Nueva York, "es la mejor hierba para los labios partidos. Los indios norteamericanos la usaban para proteger su piel y labios al andar en las llanuras, donde hacía mucho viento".

El aceite de jojoba es caro porque, como explica Kamhi, "se necesita mucha semilla para producir una pequeña cantidad de aceite". La mayoría de las tiendas de productos naturales afortunadamente ya ofrecen bálsamos o ungüentos con aceite de jojoba.

Otra opción que recomienda Kamhi es un bálsamo de cera de abeja (*beeswax*). "La cera de abeja en sí ya tiene propiedades que protegen la piel y los labios; además, huele muy rico", indica la herbolaria. Puede aplicársela directamente a los labios según sea necesario.

Combine la caléndula y la consuelda. "La caléndula (maravilla) y la consuelda son dos hierbas excelentes para los labios partidos", afirma Barry Sherr, un herbolario de Danbury, Connecticut. Su receta de bálsamo labial, fácil de preparar, convierte unos labios resecos que se están despellejando en una boquita cautivadora y bien humectada. En la parte superior de una cacerola para baño María, ponga 1 onza (30 ml) de aceite de coco, ½ onza (14 g) de pétalos frescos o secos de caléndula y ½ onza de hojas de consuelda. Deje hervir a fuego lento durante más o menos una hora. (El aceite debe quedar de un vivo color naranja.) Cuele el aceite caliente, devuelva a la cacerola y agregue ¼ onza (7 ml) de cera de abeja. Una vez que la cera de abeja se haya derretido, agregue 2 ó 3 gotas de aceite esencial de lavanda. Vierta en un pequeño frasco y deje cuajar. En cuanto el producto adquiera una consistencia parecida a la de un bálsamo, puede usarlo según le haga falta. Si no le agrada la consistencia obtenida, derrítalo nuevamente; si está demasiado suave agregue más cera de abeja, y si está demasiado duro póngale un poco más de aceite de coco.

Rescátese con ricino. Si de plano no tiene tiempo para preparar ni el bálsamo labial más sencillo, Stephanie Tourles, una cosmetóloga de Hyannis, Massachusetts, recomienda el aceite de ricino (*castor oil*). "Compre un frasquito en la farmacia", sugiere la experta en belleza. "Es muy espeso y sale baratísimo. Cuando quiero un tratamiento labial duradero uso el aceite de ricino. Recubre los labios con una gruesa capa de brillo."

Si tiene los labios muy partidos y adoloridos, agregue un poco de aceite esencial de melaleuca (árbol de té, *tea tree*) o de eucalipto. "Use 10 gotas de aceite esencial para un frasco de 2 onzas (60 ml) de

CÓMO PREPARAR UNA INFUSIÓN DE ACEITE

Le hace falta el siguiente material para preparar un aceite medicinal en su propia cocina.

- Hierbas (vea las que se recomiendan en la página 68)
- Aceite de oliva extra virgen
- Una cacerola de esmalte, acero inoxidable o vidrio para baño María
- Un colador de malla de alambre
- Un pedazo de muselina o un filtro para café
- Un tazón (recipiente) del tamaño adecuado para la cantidad de aceite y hierbas que se usa
- Una cuchara de madera, acero inoxidable o plástico
- Una taza de medir de vidrio de dos tazas de capacidad
- Un embudo
- Un frasco del tamaño adecuado para la cantidad de aceite que va a preparar

1. **Caliéntelo.** Ponga las hierbas en la parte superior de la cacerola para baño María y cúbralas con aceite. Para obtener aproximadamente 2 tazas de infusión de aceite, necesita 2 tazas de hierbas secas y 4 tazas de aceite. Asegúrese de sumergir las hierbas completamente en el aceite.

Llene la parte inferior de la cacerola para baño María de agua más o menos hasta tres cuartos de su capacidad y ponga la

aceite de ricino", indica Tourles. "Ambos alivian las molestias y son curativos."

Poderes curativos y belleza también

¿Cereza? ¿Rubí? ¿Rosa Místico? Según las herbolarias que preparan cosméticos en sus cocinas, el bálsamo labial casero no tiene que conformarse con un simple brillo transparente y formal. Existen técnicas que le permi-

parte superior encima. Ponga la cacerola a calentar a fuego *muy* lento hasta que hierva muy suavemente. Manténgala así durante 3 horas. Revise el aceite con frecuencia. Si empieza a echar burbujas y a humear, baje el fuego. Para obtener un aceite de excelente calidad, hace falta calentarlo suavemente a fuego muy lento durante mucho tiempo. *Nota:* Si el aceite se calienta demasiado puede producir un incendio, así que trabaje con muchísimo cuidado. Siga estas instrucciones al pie de la letra y tenga a la mano un extinguidor de incendios. No debe salir de la habitación *por ningún motivo* mientras prepara un aceite medicinal.

2. Cuélelo. Forre el colador de malla de alambre con un trozo limpio de muselina o un filtro para café y póngalo encima del tazón. Vierta el aceite de la parte superior de la cacerola para baño María sobre el colador para colarlo.

3. Exprímalas. Aplaste las hierbas dentro del colador con el dorso de la cuchara para extraer la mayor cantidad posible de aceite.

4. Enváselo. Pase el aceite a la taza de medir de vidrio y luego use el embudo para llenar un frasco limpio y seco con el aceite, dejando el menor espacio vacío posible para que se eche a perder con menos facilidad. Selle el frasco con un corcho o una tapa que ajuste muy bien y guárdelo.

Nota: Para conseguir las hierbas y los otros productos naturales mencionados en este capítulo, consulte la lista de tiendas en la página 173.

tirán agraciar su próximo brillo labial con todo un arco iris de colores. ¿Qué tal un Suave Naranja?

Para un tono rojizo: Después de preparar el aceite "infundido", agréguele una cucharadita de onoquiles (orcaneta, palomilla, *alkanet*). Deje que la mezcla se asienta durante 10 minutos. Entonces cuele el aceite y úselo en la receta para el bálsamo labial herbario en la página 72. Según de la Tour, "esta raíz agrega un ligero tono rojizo. Es un toque bonito". Busque la onoquiles en las tiendas de productos naturales.

BÁLSAMO LABIAL HERBARIO

Sólo hace falta media hora para preparar un bálsamo labial herbario básico que le servirá para proteger y humectar sus labios, dice Shatoiya de la Tour, una herbolaria de Auburn, California. Usted puede adaptar la fórmula básica a sus gustos y necesidades personales agregando los aceites esenciales o tintes que más le agraden.

De la Tour recomienda usar aceite de oliva, aceite de almendra o una mezcla de ambos, pero usted puede experimentar con otros aceites hasta encontrar el que más le guste. ¿Y qué va a hacer con su cosmético personal una vez que ya esté hecho? "Puede comprar los frasquitos o las latas para bálsamo labial que se ofrecen en los catálogos o guardar los suyos", sugiere de la Tour. "A mí me encantan los frasquitos de pimientos, porque tienen el tamaño justo." Los bálsamos pueden durar años si se guardan lejos de las fuentes de calor extremo. Sin embargo, si usted percibe un olor rancio es que ya se echó a perder.

LO QUE NECESITARÁ

Reúna todo el material antes de empezar, para poder trabajar sin interrupciones.

- Una cucharita
- 1 taza de aceite "infundido" (vea la cajita en la página 70)
- Una cacerola pequeña
- 1¼ onzas (37 ml) de cera de abeja (disponible por correo)
- Tazas de medir
- Frascos pequeños con tapas que ajusten bien

Invente su propio color: Ponga a calentar 2 onzas (60 ml) de aceite de ricino en una cacerola pequeña y agregue medio tubo de su color favorito de lápiz labial humectante, revolviendo hasta que se derrita. Mezcle muy bien y vierta en un pequeño frasco de vidrio o de plástico de boca ancha. Agregue el color a la receta básica de bálsamo labial poco a poco, hasta

1. Primero ponga la cucharita en el congelador para que se vaya enfriando. Luego caliente el aceite cuidadosamente en una cacerola a fuego muy lento. Mientras el aceite se esté calentando, ponga la cera de abeja en una taza de medir de vidrio y derrita en el horno a una temperatura muy baja durante unos 20 minutos.

2. Agregue la cera de abeja derretida al aceite caliente.

3. Meta la cucharita congelada en la mezcla caliente y luego regrese la cuchara al congelador durante unos 30 segundos. Sáquela otra vez y pase su dedo por el bálsamo. Debe estar lo suficientemente suave para aplicarlo a sus labios, pero no líquido. "Si el bálsamo está demasiado suave, agregue más cera de abeja", indica de la Tour. "Si está demasiado duro, agregue más aceite. Puede adaptar la mezcla agregando más cera de abeja o aceite, ya sea para producir un bálsamo más suave para uso casero o uno más duro para viajar, que no se derrita tan fácilmente." En cuanto el bálsamo labio básico tenga la consistencia deseada, agregue los otros ingredientes especiales que desee de acuerdo con sus necesidades.

4. Vierta y guarde. Por último, mientras el bálsamo aún esté líquido y caliente, páselo a los frascos limpios con la ayuda de una cuchara. Mientras el bálsamo se esté enfriando, cubra las bocas de los frascos abiertos con papel encerado para que no se ensucie. Espere a que el bálsamo se endurezca por completo antes de ponerles sus tapas a los frascos.

Nota: Para conseguir las hierbas y los otros productos naturales mencionados en este capítulo, consulte la lista de tiendas en la página 173.

obtener el tono deseado. "De esta manera logrará un brillo labial del color exacto que está buscando", promete de la Tour.

Nota: Para conseguir las hierbas y los otros productos naturales mencionados en este capítulo, consulte la lista de tiendas en la página 173.

MANCHAS DE LA EDAD

Métales mano

Con echarle tan sólo una miradita, la Dra. Allison T. Vidimos, una dermatóloga de la Fundación Clínica de Cleveland en Cleveland, Ohio, casi siempre sabe si una paciente suya juega golf.

La Dra. Vidimos no tiene poderes especiales para advinar sino que simplemente sabe observar. A las jugadoras de golf les aparecen manchas de la edad en una sola mano, así como en la cara, el cuello, el pecho y los antebrazos. Tanto hombres como mujeres suelen ponerse un solo guante al salir al campo de golf para ayudarse a sostener el palo; por lo tanto, la otra mano queda expuesta al sol. Con el tiempo, la piel no protegida se cubre de manchas de la edad.

Al contrario de lo que indica su nombre, las manchas de la edad —también conocidas como lentigos solares— probablemente tienen poco que ver con la vejez, indica la Dra. Vidimos. Estas pequeñas manchas planas cubiertas de una pigmentación color café más fuerte aparecen principalmente en la cara, el cuello, la parte superior del pecho y el dorso de las manos. Su causa es la exposición excesiva al sol. "El nombre 'manchas de la edad' es engañoso porque no se deben únicamente al proceso de envejecimiento", explica la dermatóloga. "Se

OJO CON LAS APARIENCIAS

A diferencia de los lunares, las manchas de la edad implican poco peligro para la salud, afirma Dr. Edward Bondi, profesor de dermatología en la Universidad de Pensilvania en Filadelfia, y rara vez se transforman en cáncer de piel. De todas maneras manténgase alerta a cualquier cambio en su apariencia. "Técnicamente, cualquier célula que forma pigmento, en cualquier parte del cuerpo, tiene el potencial para convertirse en un melanoma, la forma peligrosa de cáncer de piel", explica el dermatólogo. Por lo tanto, cualquier mancha con pigmentación que parezca estar cambiando de tamaño, color o forma debe ser analizada por su dermatólogo.

deben al efecto acumulativo de la exposición al sol a lo largo de los años. Las manchas de la edad le pueden salir tanto a una mujer de 30 años como a una de 80."

El factor hereditario también interviene en la selección de las personas que tendrán manchas de la edad, según opina el Dr. Edward Bondi, profesor de dermatología en la Universidad de Pensilvania en Filadelfia. "Algunas personas se asolean mucho y nunca les salen manchas de la edad", indica el dermatólogo. "En otras personas, las manchas aparecen con muy poca exposición al sol."

Al principio, una mancha de la edad se parece a una peca o un pequeño lunar. No obstante, con el tiempo adquieren su tamaño, forma y color característicos. ¿Y en qué se distingue la mancha de la edad de la peca o el lunar?

De acuerdo con el Dr. Bondi, al principio los tres se ven muy parecidos. No obstante, los lunares tienden a hacerse más oscuros con el tiempo y con frecuencia sobresalen de la superficie de la piel, mientras que las pecas y las manchas de la edad permanecen planas. Las pecas por lo general se mantienen pequeñas y se desvanecen durante el invierno, pero las manchas de la edad nunca desaparecen por sí solas sin algún tipo de tratamiento, y suelen hacerse más grandes y oscuras entre más tiempo se pase bajo la luz del Sol.

La prevención es primordial

Es posible prevenir las manchas de la edad, dice la Dra. Marianne O'Donoghue, profesora de dermatología del Centro Médico Rush-Presbyterian-St. Luke's en Chicago. De hecho, no les saldrán a las generaciones futuras si no se olvidan de ponerse siempre una loción antisolar (filtro solar).

De acuerdo con la Dra. O'Donoghue, no había lociones antisolares eficaces antes de comienzos de los años 80. "Por lo tanto, cualquiera que haya nacido antes de 1980 probablemente tendrá manchas de la edad. Las personas nacidas después de 1980 tienen mucha probabilidad de que nunca les salgan." Si a usted no le ha aparecido ninguna mancha de la edad, tiene mucha suerte. Para mantener su piel libre de manchas, siga estas indicaciones.

Aplique bastante loción antisolar. Busque los productos que cuenten con un factor de protección solar (o *SPF* por sus siglas en inglés) de 15 o más, sugiere la Dra. O'Donoghue, y que protejan su piel de dos tipos de radiaciones: la ultravioleta-A (UVA) y la ultravioleta-B (UVB). Los rayos UVB son la principal causa de quemaduras solares y daños inmediatos de la piel. Los rayos UVA son de menor intensidad, pero penetran bajo la superficie de la piel y provocan daños a largo plazo.

Olvídese del bronceado. Lo sentimos mucho, pero no puede quedarse más tiempo bajo el sol aunque use una loción antisolar. "Aun con la mejor de las lociones solares usted está sufriendo daños por el sol, así que es un error tenderse al sol por mucho tiempo", indica el Dr. Bondi.

Evite la luz directa del Sol entre las 10:00 A.M. y las 3:00 P.M., cuando los rayos solares alcanzan su máxima intensidad.

Tápese. La ropa brinda cierta protección contra los rayos dañinos del Sol, así que trate de ponerse *shorts* más largos, camisas de manga más larga y un sombrero de ala ancha. Si tiene la piel muy clara, tal vez quiera usar ropa ligera especial provista de un SPF de 30, la cual impide el paso a la luz ultravioleta, sugiere el Dr. Bondi. La marca más conocida es *Solumbra*. Puede pedir un catálogo de la ropa de *Solumbra* a la empresa *Sun Precautions* en 2815 Wetmore Avenue, Everett, WA 98201.

Lávese las manos. Aunque usted no lo crea, el contacto con ciertos alimentos, como el apio y el limón verde (lima), puede incrementar su sensibilidad al sol, dice la Dra. Vidimos. Estos alimentos contienen psoralenos, unas sustancias químicas que, al exponerse a la luz ultravioleta, provocan una reacción parecida a la quemadura solar, acompañada de hiperpigmentación (piel más oscura). Con el tiempo se forman ampollas y se cura. Sin embargo, la hiperpigmentación persiste durante varias semanas o meses, indica la dermatóloga.

Los psoralenos también se encuentran en las hojas de la zanahoria, el eneldo fresco, el higo, el perejil fresco y la chirivia, entre otros alimentos. Por lo tanto, si tiene pensado salir al sol es buena idea lavarse las manos después de tocar estos alimentos.

Percátese de su perfume. Algunos perfumes contienen un poderoso "fotosensibilizador" llamado aceite de bergamota (*bergamot oil*). En combinación con los rayos solares, este aceite puede producir una mancha oscura en la piel conocida como dermatitis de berloque. En la mayoría de los perfumes y las lociones se ha eliminado el aceite de bergamota, por lo que este problema se ha vuelto raro.

Los "fotosensibilizadores" no sólo se encuentran en los perfumes. Varios medicamentos (como el *Retin-A*, antibióticos como la tetraciclina y ciertas medicinas para la presión arterial y la diabetes) pueden sensibilizar su piel a los efectos del sol. La reacción más común que estos provocan es algo parecido a una quemadura solar. Sin embargo, también es posible que las sustancias fotosensibilizadoras aumenten la probabilidad de que le salgan manchas de la edad si se expone repetidas veces al sol sin protección, advierte la Dra. Vidimos.

Qué hacer para poder hacerlas desvanecerse

Si los años y los veranos llenos de sol han dejado huella en forma de manchas de la edad, pueden ser útiles las cremas desvanecedoras vendidas sin receta. Sin embargo, hay que armarse de paciencia. Las manchas de la edad no aparecen de la noche a la mañana y tampoco se pierden muy rápidamente. Los expertos recomiendan las siguientes "quitamanchas".

Cuente con las cremas. Escoja una crema desvanecedora que contenga un 20 por ciento de hidroquinona (*hydroquinone*). La marca más conocida es *Porcelana*. Sin ser 100 por ciento eficaces, estas cremas pueden ayudar a desvanecer las manchas de la edad, sobre todo las más oscuras, indica el Dr. Bondi. Aplique la crema de acuerdo con las instrucciones del envase; las manchas deberían empezar a desvanecerse después de uno o dos meses. Sin embargo, acuérdese de que las manchas de la edad regresan cuando la piel se expone al sol, aun si usted utiliza loción antisolar (filtro solar). Por lo tanto, evite exponerse al sol.

Pruebe los alfa-hidroxiácidos. También conocidos como los AHA y en inglés como *alpha-hydroxy acids*, estos ácidos naturales ligeros se encuentran en algunas frutas. Pueden ayudar a desvanecer las manchas de la edad al exfoliar las células muertas de la piel y acelerar la renovación de las células. Los alfa-hidroxiácidos se incluyen en cremas y lociones para la piel en concentraciones hasta de un 8 por ciento; eliminan las células muertas de la piel y estimulan el crecimiento de células frescas y nuevas. La Dra. Vidimos recomienda buscar un producto con AHA que contenga ácido glicólico (*glycolic acid*), el alfa-hidroxiácido de uso más frecuente, para obtener los mejores resultados.

En la piel sensible alrededor de los ojos, usted debe usar un preparado de AHA que no contenga más que un 5 por ciento de ácidos, según indica la Dra. Mary Lupo, profesora de dermatología en la Universidad de Tulane de Nueva Orleáns. Y no aplique los productos con AHA directamente al párpado, que es particularmente sensible.

Pruebe con tres a la vez. Existen cremas en las que la hidroquinona, el ácido glicólico y la loción antisolar se combinan para atacar las manchas de la edad de tres maneras al mismo tiempo. Sin embargo, sólo pueden comprarse con receta médica. De acuerdo con la Dra. Vidimos, es posible obtener beneficios semejantes poniéndose una loción antisolar durante el día, una crema desvanecedora vendida sin receta con un 2 por ciento de hidroquinona por la mañana y una loción o crema con AHA vendida sin receta por la noche.

Endúlcese. Según Christine Steward, una herbolaria de la Gran Bretaña, el jugo de limón es un agente blanqueador natural. Aclara el pelo y las pecas y puede que ayude a desvanecer las manchas de la edad.

El ácido cítrico en el jugo de limón ayuda a sacar la capa superior de las células de piel muertas, lo cual ayuda a emparejar las variaciones en el tono de la piel. Ella recomienda frotar jugo de limón fresco directamente en la piel. Quizás tome semanas o hasta meses para dar resultados, pero si le funciona, este remedio se puede usar hasta que se desvanezcan las manchas de la edad.

¿Tiene manchas? Consuélese con consuelda. Aunque se conoce mejor por su capacidad para sanar heridas, esta hierba también se ha empleado con cierto éxito en curar cicatrices en la piel. Aunque las manchas no son cicatrices, Steward dice que quizás valga la pena probarla.

Para usar la consuelda (*comfrey*), hay que preparar una infusión herbaria con aceite. En la parte superior de una cacerola para baño María, mezcle dos tazas de hojas secas de consuelda con cuatro tazas de aceite de oliva. (Si no tiene aceite de oliva, puede usar aceite de girasol o algún otro tipo de aceite vegetal de buena calidad.) Agregue suficiente aceite como para cubrir las hierbas. Entonces agregue agua a la parte inferior de la cacerola para baño María y haga que rompa a hervir. Coloque la parte superior con la mezcla de hierbas y aceite sobre la parte inferior y cocine a fuego bajo por una a dos horas. Vigílelo bien y bájele el fuego si suelta burbujas. Si la mezcla empieza a echar humo, empiece de nuevo.

Retire la cacerola del fuego y deje reposar unos diez minutos para que la mezcla se enfríe. Cuando esté listo, el aceite será de color verde oscuro. Cuele la mezcla usando un pedazo de estopilla (bambula, *cheesecloth*), exprimiendo todo el aceite de las hierbas. Eche el aceite "infundido" en una botella oscura de vidrio y póngale una etiqueta. Los aceites infundidos tienen una vida útil máxima de un año. Para usarlo, frótese el aceite en las manchas tres veces al día.

Agarre el áloe. Las investigaciones indican que el gel claro de la planta de áloe vera (sábila, acíbar, atimorreal) tiene la capacidad de sanar heridas, úlceras y quemaduras. Según Steward, quizás se pueda aplicar sus poderes curativos a las manchas de la edad, aunque aún no se sabe exactamente cómo funciona esta hierba. Se ha usado desde los tiempos antiguos como un tratamiento de belleza, y supuestamente Cleopatra lo usó para mantener su cutis perfecto.

Aunque no tenga mucha mano para plantas, usted puede tener su propia planta de áloe vera en una maceta en su casa. Para obtener el gel, quítele una de las hojas y ábrala a la mitad en una tabla para cortar. Usando el lado romo de un cuchillo, raspe la parte interior de la hoja para sacarle el gel, luego guárdelo en un frasco pequeño.

Nota: Para conseguir las hierbas y los otros productos naturales mencionados en este capítulo, consulte la lista de tiendas en la página 173.

MELASMA

Cómo quitarse la máscara

Las mujeres embarazadas a veces se sorprenden al descubrir manchas en sus mejillas, frentes y cuellos, así como sobre el labio superior. En algunos casos, estas manchitas lucen como una máscara. Esta afección, que también se conoce como melasma gravídica, también puede aparecer cuando se toma la píldora anticonceptiva o por causa de una terapia de reposición hormonal (o *HRT* por sus siglas en inglés).

La melasma rara vez afecta a un hombre. De acuerdo con el Dr. Edward Bondi, profesor de dermatología en la Universidad de Pensilvania en Filadelfia, puede deberse a un exceso de estrógeno, la hormona femenina (ocasionado por el embarazo, la píldora anticonceptiva o la HRT), y por la exposición al sol. "Sin embargo", indica el experto, "una de cada tres mujeres con melasma no muestra ningún indicio de exceso de estrógeno. En su caso, cualquier nivel de estrógeno sumado a la luz del Sol es suficiente."

En algunas mujeres, las manchas de pigmentación se desvanecen después del embarazo, cuando dejan de tomar la píldora anticonceptiva o al finalizar la terapia hormonal. En otros casos, la melasma es permanente o va y viene. A veces desaparece después de un embarazo, por ejemplo, y vuelve al darse al siguiente. Además, las mujeres que tuvieron melasma durante el embarazo son más propensas a que les salga nuevamente, ya sea al tomar la píldora anticonceptiva o al someterse a una HRT, que las mujeres que nunca tuvieron esta afección.

Si usted toma la píldora anticonceptiva o está sometida a una HRT y tiene melasma, coménteselo a su médico. Tal vez pueda recetarle otro medicamento. Es posible que se trate de una reacción a la dosis de estrógeno o al tipo de progesterona en su receta, indica la Dra. Wilma F. Bergfeld, una dermatopatóloga de la Fundación Clínica de Cleveland en Cleveland, Ohio.

Ayuda para eludirla

Los médicos no cuentan con un tratamiento realmente eficaz contra la melasma, dice el Dr. Bondi. Según el dermatólogo, la mejor receta contra el mal es la prevención. Evite los rayos dañinos del Sol, sobre todo durante el embarazo, si está tomando la píldora anticonceptiva o si se encuentra sometida a una HRT. A continuación le diremos qué más usted puede hacer.

Protéjase el pellejo. A muchas mujeres les encanta asolearse, ya sea porque se siente rico o por razones cosméticas, explica el Dr. Bondi. "Creo que es un error. Asolearse mucho durante el embarazo es una invitación abierta a la melasma."

Use una loción antisolar (filtro solar) con un factor de protección solar (o *SPF*) de 15 o más, sobre todo en la cara. Busque lociones antisolares que protejan la piel tanto contra los rayos ultravioleta-A (UVA) como contra los rayos ultravioleta-B (UVB), recomienda el Dr. Bondi.

Aunque se ponga una loción antisolar, la exposición al sol puede llegar a oscurecer la melasma. Protéjase más todavía aplicando una base opaca de maquillaje encima de su loción antisolar, sugiere el Dr. Bondi. Por último, póngase polvo.

Ojo con la hora. Evite la luz directa del Sol entre las 10:00 A.M. y las 3:00 P.M., que es cuando los rayos son más intensos.

Y si sale, póngase un sombrero de ala ancha para reducir al mínimo su exposición al sol.

Medidas contra la melasma

"Si ya tiene melasma, el pilar del tratamiento son los productos con hidroquinona (*hydroquinone*), un agente blanqueador, además de lociones antisolares que protejan contra los rayos UVA y UVB", indica el Dr. Bondi. "La hidroquinona ayuda a desvanecer las manchas de pigmentación, mientras que la loción antisolar ayuda a prevenir que oscurezcan más." El dermatólogo recomienda los siguientes pasos para que las tercas manchas desaparezcan.

Contraatáquela con crema. Aplique una crema con un 2 por ciento de hidroquinona (como *Porcelana*) dos veces al día. No olvide cubrir la crema con una loción antisolar que tenga un SPF de 15 o más, dice el Dr. Bondi. Puede hacer falta un tratamiento de tres a seis meses antes de observarse una mejoría. Si las manchas oscuras persisten, el tratamiento puede continuarse en forma indefinida.

Agregue los ácidos. Complemente su rutina diaria de belleza con una crema humectante que contenga alfa-hidroxiácidos (AHA, *alpha-hydroxy acids*). Derivados de la caña de azúcar, la fruta o la leche, los AHA son unos ácidos naturales suaves que exfolian las células muertas en la superficie de la piel y aceleran la capacidad de ésta para reemplazarlas con células más nuevas y frescas. Las cremas con AHA se venden sin receta en concentraciones hasta de un 8 por ciento. Sin embargo, estas versiones sólo tienen un éxito moderado en el desvanecimiento de las manchas ocasionadas por la melasma, porque son menos fuertes que las concentraciones del 10 por ciento o más que su médico puede recetarle, indica el Dr. Bondi.

Para aumentar al máximo la eficacia de una crema con AHA vendida sin receta, el Dr. Bondi sugiere alternarla con una crema desvanecedora que contenga hidroquinona. Aplique una de las cremas por la mañana (cubriéndola siempre con una loción antisolar) y la otra por la noche.

Para la piel sensible alrededor de sus ojos, utilice un preparado con AHA vendido sin receta que no contenga más que un 5 por ciento de ácidos, recomienda la Dra. Mary Lupo, profesora de dermatología en la Universidad de Tulane de Nueva Orleáns. Suspenda el uso si se le irrita cualquier parte de la cara.

Evite el sol hasta que la melasma desaparezca. Aunque se ponga loción antisolar, las manchas en su piel se oscurecerán si se expone a la luz del Sol, advierte el Dr. Bondi.

OJERAS

Directrices para desaparecerlas del mapa

Si usted quiere, puede echar la culpa de esas manchas oscuras debajo de sus ojos a su mamá, su papá o algún otro miembro de la familia. Al contrario de lo que suele creerse, la herencia y no la falta de sueño es la que se encarga de teñir la piel debajo de sus ojos de negro azuloso o café.

"La fatiga acentúa las ojeras, no las provoca", dice el Dr. Alan Boyd, profesor de dermatología en la Universidad Vanderbilt de Nashville, Tennessee. "Las ojeras casi siempre son un rasgo familiar heredado."

A veces es la hiperpigmentación la que causa las ojeras. Esto sucede cuando la piel produce demasiada melanina, o sea, pigmentación café. Este tipo de ojeras tiende a presentarse en las personas de ascendencia mediterránea o india.

En otros casos, las ojeras son producto de la dilatación de los vasos sanguíneos debajo de la piel, según explica la Dra. Allison T. Vidimos, una dermatóloga de la Fundación Clínica de Cleveland en Cleveland, Ohio. La piel debajo de los ojos es delgada y transparente, dice la experta, y "una red de vasos sanguíneos debajo de los ojos puede darle a la piel una apariencia negra azulosa". En algunas personas, las ojeras se deben tanto a la pigmentación como a la dilatación de los vasos sanguíneos.

Otros factores que pueden irritar su piel y jugar un papel en la formación de ojeras son alergias y otras enfermedades, la menstruación e incluso el embarazo. Además, las ojeras se vuelven más pronunciadas conforme la piel pierde tirantez con la edad, indica la Dra. Mary Lupo, profesora de dermatología en la Universidad de Tulane de Nueva Orleáns. La exposición excesiva al sol agrava el problema, porque la luz del Sol descompone el colágeno (la estructura que sostiene la piel) y la elastina, que ayuda a la piel a recuperarse después de ser estirada.

Hay dos estrategias principales que recomiendan los doctores para prevenir las ojeras, y a continuación las ofrecemos.

Échese una siestita. Cuando usted se desvela viendo su programa favorito, tal vez se duerma con una sonrisa, pero también es posible que se intensifiquen las manchas oscuras debajo de sus ojos. Las necesidades de sueño son distintas en cada persona, pero trate de dormir por lo menos seis horas cada noche.

Protéjase las pupilas. Busque una loción antisolar (filtro solar) con un factor de protección antisolar (o *SPF* por sus siglas en inglés) de 15 o más. Además, use anteojos (espejuelos) oscuros que den la vuelta a su cara para proteger toda el área de sus ojos.

Ideas buenas para sus venas

Ahora viene lo que seguramente usted esperaba: sugerencias para salir de estas malditas manchas. Nuestros expertos ofrecen una variedad de consejos dependiendo de la causa del problema. Primero, le explican qué hacer si sus ojeras le salieron a causa de venas dilatadas.

Calme sus venas con compresas. Aplique una compresa fría debajo de sus ojos durante entre 10 y 20 minutos. El frío ayuda a reducir la hinchazón y refresca la piel. Usted tiene varias opciones en cuanto a lo que puede usar como compresa. Puede probar un cubo de hielo envuelto en una toallita húmeda o quizás dos pedazos de algodón empapados en hamamelis (hamamélide de Virginia, *witch hazel*). Otra opción sería usar dos bolsitas de té de manzanilla congeladas en el refrigerador. Aunque estas bolsitas de té pierden lo frío después de 5 minutos, la manzanilla ayuda a minimizar las ojeras al estrechar los vasos sanguíneos debajo de los ojos. (Algunas personas sensibles al polen tienen una reacción alérgica a las flores de la manzanilla, ricas en polen, y a veces también al té de esta hierba. Suspenda el uso si observa alguna reacción negativa.)

Dése un castañazo. Tome una cápsula de 500 miligramos del extracto de castaño de la India (*horse chestnut*) tres veces al día hasta que desaparezcan las ojeras, recomienda C. Leigh Broadhurst, Ph.D., una herbolaria de Cheverly, Maryland.

Según la Dra. Broadhurst, algunas personas que tienen tendencia de tener ojeras quizás necesiten fortalecer los pequeños vasos sanguíneos en esa área. Ella dice que el castaño de la India es excelente para lograr eso porque contiene una sustancia llamada escina que fortalece las paredes capilares y reduce el derrame de líquidos por los vasos sanguíneos. Es por estas propiedades que el castaño de la India también se recomienda para las venas varicosas (várices) y las hemorroides.

Use la uva. Tome 60 miligramos de extracto estandarizado de semillas de uva (*standardized grapeseed extract*) al día. La Dra. Broadhurst dice que ésta es otra forma de fortalecer las paredes capilares para que no le salgan cardenales (moretones, magulladuras) tan fácilmente, reduciendo así su tendencia de tener ojeras. Dado que la semilla de uva es más bien una medida preventiva, usted puede tomarla diariamente indefinidamente.

Inhíbalas como los indios. El Dr. Andrew Weil, profesor de herbolaria y autor de *La curación espontánea*, recomienda probar el aceite de almendra, un antiguo remedio de la Ayurveda, la medicina tradicional de la India. Frote suavemente un poquito de este aceite bajo sus ojos a la hora de dormir. Él también sugiere tratarse las ojeras con agua de rosas (*rose water*), el cual se usa como tonificante para mejorar la apariencia y salud general del cutis. Remoje dos pedazos grandes de algodón (asegúrese que sean lo suficientemente grandes para cubrir toda el área de los ojos) en cualquier de estos dos líquidos, recomienda él. Entonces acuéstese con los pies elevados más altos que su cabeza y apliquese los pedazos de algodón a sus ojos cerrados. Haga esto por diez minutos una vez al día. Asegúrese de que el líquido no les entre a sus ojos.

Pautas pigmentarias

Si sus ojeras se deben a la hiperpigmentación y no a la dilatación de los vasos sanguíneos, tal vez logre aclararlas con cremas desvanecedoras. También es posible que le ayuden las cremas para la piel que contienen los derivados naturales de frutas conocidos como alfa-hidroxiácidos (AHA, *alpha-hydroxy acids*), el ácido ascórbico (vitamina C) o el *Retin A*. Sin embargo, no vaya a esperar un milagro, advierte la Dra. Vidimos. "Es posible aclarar las ojeras un poco, pero nunca he visto que desaparezcan al 100 por ciento."

Además, el proceso de desvanecimiento requiere tiempo. Tendrá que esperar de tres a seis meses antes de notar una mejoría en el color y la textura de su piel.

Procure un poco de *Porcelana*. Busque una crema desvanecedora vendida sin receta —como la *Porcelana*— que contenga un 2 por ciento de hidroquinona (*hydroquinone*), sugiere la Dra. Vidimos.

"Acidifíquese". Los AHA pueden mejorar la apariencia de las ojeras al eliminar las células muertas en la superficie de la piel y acelerar la regeneración celular. La piel es muy sensible en el área alrededor de los ojos, así que la Dra. Vidimos recomienda elegir un producto con AHA especial para usar contra las ojeras.

Si la crema desvanecedora para la piel o el producto con AHA no le dan los resultados deseados por sí solos, pruebe una combinación de ambos, sugiere la Dra. Vidimos. Aplique una loción o crema con AHA adecuada para usarse alrededor de los ojos. Luego agregue un producto con un 2 por ciento de hidroquinona (cuídese de no introducirlo en sus ojos) y deje secar. Cuando ambos productos se usan al mismo tiempo, de hecho surten efecto más rápido que cualquiera de ellos por sí solo. Si la combinación irrita su piel, altérnelos aplicando la hidroquinona por la mañana y los AHA por la noche.

Quítelas contando con la química. Pruebe una crema tópica que contenga fosfato ascorbilo de magnesio (*magnesium ascorbyl phosphate*), un derivado de la vitamina C. Asegúrese de que la etiqueta del producto indique que puede usarse alrededor de los ojos, dice la Dra. Lupo. (Una marca es *Vivifying Serum C.* Escriba a Skin Care System, P.O. Box 24220, New Orleans, LA 70184, para obtener información acerca de cómo pedir este producto.)

Consejos para corregir

Si usted tiene ojeras, lo más probable es que alguna vez haya usado una crema correctora. De acuerdo con Cynde Watson, una cosmetóloga que trabaja para la compañía Bobbi Brown Essentials en la ciudad de Nueva York, la crema adecuada sirve si se usa correctamente. Sin embargo, muchas mujeres escogen el color equivocado para su tono de piel o utilizan un corrector demasiado arcilloso o seco. Además, con frecuencia no preparan el área que desean ocultar. Antes de aplicar el corrector, siempre utilice un humectante o crema para los ojos para hidratar la piel debajo de estos.

Watson recomienda los siguientes pasos para ocultar las ojeras como lo haría una cosmetóloga profesional.

Escoja un corrector con base amarilla. Un corrector con base amarilla neutraliza los tonos rojo, rosado y morado de la piel y práctica-

---

EL TRUCO DEL CORRECTOR

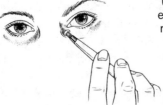

Use un pincel delgado y firme para aplicar el corrector a sus ojeras. Póngase más corrector cerca de la nariz, donde la ojera es más oscura, y menos hacia la comisura exterior de su ojo, según se indica. El pincel le permite meterse debajo de sus pestañas y en el pliegue del ojo cerca de su nariz. Distribuya el corrector sobre su piel con unos toquecitos suaves de la yema de uno o dos dedos. No lo frote, ya que eso lo quitaría nuevamente.

mente lo oculta todo, incluyendo las ojeras. "Me encanta el corrector con base amarilla", indica Watson. "Lo utilizo para cualquier tono de piel."

"Entone" a su base y corrector. Si opta por usar una base, asegúrese de que ésta, igual que el corrector, tenga una base amarilla. La base debe ser un solo tono más oscuro que el corrector, mientras que este último debe ser un tono más claro que el color de su piel, pero no más. Según explica Watson, "la mayoría de las mujeres escogen un corrector demasiado claro. O bien los matices de fondo (del corrector) son demasiado rosados o blancos para su color de piel".

Use un corrector en barra. "Los correctores se venden en barra, tubo o tarro, pero el mejor es el que viene en barra, porque es más cremoso y fácil de aplicar", afirma Watson. Los correctores en tubo tienen una base de agua y tienden a ser más secos que los de barra, agrega la experta. Y los correctores en tarro normalmente son "muy, muy secos y no se manejan igual de bien".

Use un pincel para aplicar el corrector en barra debajo de sus pestañas y cerca de su nariz; según Watson, a la mayoría de las mujeres se les olvida esta parte. (En inglés, estos correctores de barra se llaman *stick concealers.*)

Resalte sus demás rasgos. Distraiga las miradas de sus ojeras poniéndose delineador y rímel sólo en el párpado superior. Arréglese las cejas. Y evite las sombras y el rímel azules y morados a como dé lugar; los tonos terrosos le quedarán mucho mejor.

Nota: Para conseguir las hierbas y los otros productos naturales mencionados en este capítulo, consulte la lista de tiendas en la página 173.

Ojos hinchados

Remedios para recuperar
su resplandecencia ocular

Dice un refrán español que niño que no llora, no mama. También podría decir que el niño que no llora no tiene los ojos hinchados, ya que el llanto es una de las causas principales de este problema estético.

Aparte de las lágrimas, hay otras razones por las que el cuerpo acumula y retiene los líquidos debajo de los ojos: el cansancio, las alergias, los alimentos salados e incluso la menstruación. Así lo explica la Dra. Mary Lupo, profesora de dermatología en la Universidad de Tulane de Nueva Orleáns. Por lo tanto, a veces esa hinchazón poco atractiva afortunadamente sólo es temporal.

Sin embargo, los ojos hinchados también pueden ser un producto de la edad, según señala el Dr. Alan Boyd, profesor de dermatología en la Universidad Vanderbilt de Nashville, Tennessee. Conforme envejecemos, los músculos debajo de nuestros ojos se debilitan y la piel pierde elasticidad. Los tejidos grasos atraviesan y dan la vuelta a los músculos debilitados, y esta hinchazón se agrava a ratos debido al cansancio, las alergias y otras influencias temporales.

Medidas para minimizar el problema

Usted podrá reducir al mínimo la aparición de unos ojos hinchados —y en algunos casos impedirlos— si emplea las siguientes estrategias.

Suspenda el sodio. Evite el salero y las sopas o meriendas (botanas, refrigerios) saladas. Como ya lo mencionamos, el exceso de sal puede llegar a retener el agua debajo de sus ojos.

Déjese soñar. Duerma bastante, o sea, entre seis y ocho horas cada noche. También le servirá dormir con dos almohadas de tamaño normal que mantengan ligeramente elevada su cabeza. "La elevación de su cabeza ayuda a vaciar los líquidos de las bolsas debajo de sus ojos", explica la Dra. Lupo. Por último, asegúrese de dormir boca arriba. De acuerdo con la Dra. Lupo, la hinchazón de los ojos se acentúa al dormir boca abajo.

Sea fría por la mañana. Aplique algo frío a la parte debajo de sus ojos durante unos 10 ó 20 minutos a primera hora de la mañana. "El frío reduce la hinchazón y la inflamación, así que cualquier tipo de compresa debe funcionar", indica la Dra. Lupo. La dermatóloga sugiere un cubo de hielo envuelto con una toallita húmeda o unas cucharas frías para té helado (póngalas en el refrigerador).

Aplíquelo inmediatamente. El trauma del llanto produce una hinchazón debajo de los ojos que puede tardar hasta 24 horas en desaparecer, dice la Dra. Lupo. "Si llora, aplique hielo a esa parte en cuanto pueda, durante unos 10 a 20 minutos. Entre más pronto lo haga, más pronto bajará la hinchazón." Si llora poco antes de dormirse, eleve su cabeza con tres o cuatro almohadas y aplique una compresa fría a sus ojos.

Use un gel para los ojos. Estos productos contienen extractos de pepino o de manzanilla que penetran rápidamente en la piel; de esta manera la refrescan y tonifican, aliviando la hinchazón de manera temporal. Con la yema de un dedo, aplique una delgada capa de gel debajo de sus ojos dos veces al día.

Busque estos geles en las farmacias y en tiendas que venden productos de belleza; en inglés se llaman *eye gels*.

Ataque la hinchazón con diente de león. "Ayude a eliminar la hinchazón

RECETA HERBARIA PARA LOS OJOS HINCHADOS

La próxima vez que los ojos se le hinchen como los de un boxeador después de la pelea por el campeonato, aplique unas bolsas de té de manzanilla húmedas y frías durante unos 10 a 20 minutos. (Primero tendrá que exprimir el exceso de agua.) La manzanilla estrecha los vasos sanguíneos y es posible que este efecto ayude a minimizar la hinchazón de los ojos, según explica la Dra. Mary Lupo, profesora de dermatología en la Universidad de Tulane de Nueva Orleáns. Sólo debe tomar en cuenta una advertencia: si usted tiene una alergia al polen, es posible que las flores ricas en polen de la manzanilla le causen reacción, incluso en forma de té. De ser así, o si este remedio empeora la condición de sus ojos en lugar de mejorarla, evítelo o deje de aplicarlo.

Nota: Para conseguir la manzanilla u otro de los productos naturales mencionados en este capítulo, consulte la lista de tiendas en la página 173.

de sus ojos con este té tónico", sugiere Deb Soule, una herbolaria en Rockport, Maine. Soule recomienda tomar una taza de té de hojas de diente de león (amargón) o media cucharadita de tintura (*tincture*) de hojas de diente de león tres veces al día. El diente de león es un diurético suave que ayuda a su cuerpo a eliminar el exceso de líquidos. Las tinturas herbarias se consiguen en las tiendas de productos naturales.

Haga un antiinflamatorio herbario. Mezcle 1½ cucharaditas de cada una de las siguientes hierbas: flores de caléndula (maravilla), cualquier variedad de eufrasia (*eyebright*), flores de borraja (*borage*) y hojas de frambuesa (*raspberry*). (Use sólo hierbas secas para hacer este remedio.) Ponga la mezcla de hierbas en un frasco de vidrio de ¼ de galón (946 ml) de capacidad, llene con agua hirviendo y tape. Deje reposar a temperatura ambiente durante entre dos y ocho horas. Una vez que la infusión se haya enfriado, empape una toallita con el líquido, acuéstese y descanse, cubriendo sus ojos cerrados con la toallita, indica Soule. Puede guardar la infusión que le sobre en el refrigerador durante dos o tres días, pero acuérdese de calentarla hasta que esté a temperatura ambiente antes de empapar la toallita y usarla otra vez.

Póngase un pepino. Por años, el pepino les ha servido a las mujeres para aliviar los ojos hinchados. Este remedio popular moderno funciona porque esta verdura contiene una sustancia natural que reduce e incluso elimina la hinchazón, explica la Dra. Shawne Bryant, una ginecóloga de Virginia Beach, Virginia. Corte dos rodajas de pepino de ¼ pulgada (5 mm) de grueso. Oprima las rodajas suavemente sobre sus ojos hinchados y acuéstese un rato.

Ideas para ocultarlos

Cuando se trata de esconder unos ojos hinchados, no hay nada mejor que unos anteojos (espejuelos) oscuros que den la vuelta a su cara. También por otras razones no es mala idea. Lo último que necesita es exponerse a la luz del Sol, la cual afectaría aún más la piel delicada alrededor de sus ojos. Sin embargo, esta recomendación no sirve en interiores. ¿Qué tal una crema correctora para ocultar la hinchazón?

"Las mujeres tienden de manera natural a aplicar una crema correctora clara a la hinchazón debajo de sus ojos", indica Carole Walderman, directora de la Escuela Internacional de Cosmetología y Maquillaje Von Lee en Baltimore, Maryland. "Pero en realidad no se debe poner tonos claros de maquillaje corrector a las cosas que se quieran ocultar; sólo atraen más atención al problema."

¿Entonces cuál es la solución? Intente las siguientes técnicas.

Aclare sólo lo que no se hinchó. Walderman recomienda lo siguiente: usando un pincel pequeño y firme más un corrector de un tono un poco más claro que el color natural de su piel, dibuje una línea delgada en el pliegue que corre alrededor del área que está hinchado. Distribuya el corrector suavemente en el pliegue con la yema de su dedo anular.

Básese en la base. Después de ponerse corrector, aplique una base de maquillaje directamente en la parte hinchada. Escoja una base parecida al color de su piel, más o menos un tono más oscuro que el corrector. Use su dedo anular para poner unos puntitos de la base en la parte hinchada de sus ojos y para distribuirla. Si su base es de aceite, agregue un polvo traslúcido para eliminar el brillo.

Nota: Para conseguir las hierbas y los otros productos naturales mencionados en este capítulo, consulte la lista de tiendas en la página 173.

PATAS DE GALLO

Prácticas para darles la patada

Imagínese a unas hermanas gemelas. Una de ellas se hace salvavidas mientras que la otra acepta un empleo de oficina. Lo más probable es que el día en que ambas cumplan 30 años la salvavidas tenga más patas de gallo —esas líneas finitas que parten de las comisuras de los ojos— que la oficinista. Si la salvavidas fuma, la diferencia será aún más evidente.

"Las patas de gallo suelen ser las primeras arrugas que aparecen en la cara de una mujer", afirma la Dra. Debra Price, profesora de dermatología en la Universidad de Miami en la Florida. Sin embargo, no necesariamente son una señal de envejecimiento. "La principal causa de las patas de gallo es la exposición al sol, lo que llamamos 'fotoenvejecimiento'."

La costumbre de entrecerrar los ojos por el sol también tiene su parte en el proceso. Según la Dra. Margaret A. Weiss, profesora de dermatología en las Instituciones Médicas Johns Hopkins de Baltimore, Maryland, esto explica por qué las mujeres a las que les encanta andar al aire libre pueden ser más propensas a las patas de gallo que las mujeres menos expuestas. Cuando la piel se expone al sol durante años, pierde su elasticidad. Si usted entrecierra los ojos con frecuencia y por el tiempo suficiente, los pliegues temporales que se forman en su piel en las comisuras de sus ojos con el tiempo se harán permanentes.

También es posible que a las fumadoras les salgan patas de gallo antes que a las mujeres que no fuman. De acuerdo con la Dra. Weiss, al fumar los ojos se entrecierran de manera inconsciente al tratar de evitar el humo, que tiende a irritarlos y a secarlos.

Primero se debe prevenirlas

Igual que con las arrugas, los tratamientos más efectivos para las patas de gallo son los de evitarlos en primer lugar. He aquí algunos consejos generales para protegerse contra las patitas.

Salga del sol. Las patas de gallo sólo aparecen con el tiempo, cuando la luz del Sol ha comenzado a destruir las fibras de elastina y colágeno de la piel. Por lo tanto, la Dra. Price dice que la mejor manera de prevenirlas es poniéndose una loción antisolar (filtro solar) alrededor de los ojos.

Use una loción antisolar de espectro amplio hecha especialmente para la piel alrededor de los ojos. Aplíquela suavemente, incluyendo los párpados superiores e inferiores. Vuelva a aplicar cada dos o tres horas. La Dra. Price sugiere usar sólo lociones antisolares sin perfume alrededor de los ojos, ya que en algunas personas los perfumes puede irritar los delicados tejidos de esta área.

Póngase anteojos para el sol y sombreros. Además de la loción antisolar, póngase anteojos (espejuelos) oscuros para el sol y sombreros de ala ancha que protejan la piel alrededor de sus ojos lo más posible, sugiere la Dra. Price.

Huya del humo. Por si hiciera falta, ahí le va otra razón para dejar de fumar: el hábito de fumar o la permanencia prolongada en un ambiente lleno de humo obliga a entrecerrar los ojos. Por lo tanto, al evitar el humo del tabaco se previenen las patas de gallo, agrega la Dra. Weiss.

Cómo quitárselas de encima

Las dermatólogas están de acuerdo en que usted tendrá menos patas de gallo si evita fumar, entrecerrar los ojos o broncearse. Por lo tanto, entre más pronto toma las medidas necesarias para evitar las patas de gallo, más joven se verá la piel alrededor de sus ojos. Si el daño ya está hecho, no se preocupe, porque nuestras expertas ofrecen múltiples maneras de minimizar las patas de gallo.

Atáquelas con ácido. Es posible minimizar las patas de gallo existentes humectando esta parte de su cutis con una crema para el cuidado de los ojos que contenga ácido glicólico, un alfa-hidroxiácido derivado de la caña de azúcar, indica la Dra. Weiss.

El ácido glicólico (*glycolic acid*) estimula la eliminación de las células arrugadas y la generación de células más nuevas. Los agentes humectantes de la crema evitarán las arrugas por resequedad.

Según la Dra. Weiss, son pocas las cremas para los ojos vendidas sin receta que contienen ácido glicólico. Una de ellas es el *Murasome Eye Complex 10* de *Murad* (desarrollada por un dermatólogo en la Universidad de California en Los Ángeles).

Pero tenga cuidado. *Nunca* hay que tratar los ojos con lociones que contengan una concentración elevada de ácido glicólico (como el 10 por ciento que se aplica a la cara y el cuello) excepto bajo la supervisión de un dermatólogo. Podría causar graves quemaduras. Para los ojos, lo mejor es una concentración del 5 por ciento.

Pégueles con papaya. Los herbolarios recomiendan detener la evolución de las patas de gallo con varios tratamientos exfoliantes que se preparan con ciertas frutas. Stephanie Tourles, una cosmetóloga de Hyannis, Massachusetts, sugiere la papaya (lechosa, fruta bomba). La mascarilla hecha de esta fruta afloja y elimina las células viejas y arrugadas de la superficie de la piel, descubriendo la piel tersa y tonificada, de aspecto más fresco, que se encuentra debajo. (*Nota:* Consulte con su dermatólogo antes de aplicar un tratamiento exfoliante. Si usted tiene lupus o capilares reventadas, su condición podría agravarse.)

Para preparar la mascarilla, busque una papaya en la sección de frutas y verduras del supermercado. Ni siquiera tiene que estar madura. Llévese la fruta tropical a su casa, haga un puré con ¼ taza de la pulpa y aplíquelo a la piel arrugada alrededor de sus ojos; si usted quiere, puede extender el tratamiento a la totalidad de su cara y cuello. "Esto suaviza la piel de su cara", indica Tourles. "También sirve para las arruguitas que se forman en el labio superior." No permita que la pulpa se le meta a los ojos. Si esto sucede, enjuague inmediatamente con mucha agua fresca, recomienda Tourles.

Déjese la pulpa de 10 a 15 minutos y enjuague con agua tibia o templada. Al igual que las cremas con alfa-hidroxiácidos, es probable que la pulpa de papaya le haga arder la cara ligeramente, lo cual indica que está funcionando. "Sin embargo, si le duele, enjuáguesela", recomienda Tourles. Repita el tratamiento dos veces por semana. Tourles sugiere agregar una cucharadita de jugo de piña (ananá) fresco —de ser disponible— a la pulpa para aumentar sus propiedades exfoliantes.

Después de la papaya, continúe con arcilla. Tourles recomienda una mascarilla sencilla para seguir eliminando las células aflojadas por la papaya. Mezcle una cucharada de arcilla facial con líquido suficiente para obtener una pasta suave. Use agua si su piel es grasosa, leche si es normal y crema láctea si la tiene reseca. Aplique la pasta a su piel seca y deje que se seque completamente. Entonces quítesela suavemente, enjuagándose la cara con agua tibia o templada.

Eche pa'lante con otro exfoliante. El té fuerte de escaramujos (*rosehips*) también sirve como un suave exfoliante facial, indica Kathlyn Quatrochi, N.D., una naturópata de Oak Glen, California. Los escaramujos tienen propiedades antibacterianas y antioxidantes, explica la naturópata, y su ácido ascórbico ayuda a desprender la capa superior de piel.

Prepare un exfoliante de escaramujos agregando 1 cucharada de escaramujos secos (disponibles en las tiendas de productos naturales) a ½ taza de agua hirviendo. Deje reposar durante 15 minutos y espere a que se enfríe. Aplique el té a sus patas de gallo con los dedos. Deje penetrar durante cinco minutos como máximo y enjuague con agua templada. Para preparar una pasta de escaramujos en lugar del té, mezcle 1 cucharadita de escaramujos con agua suficiente para obtener una pasta, aplique a sus patas de gallo, deje penetrar durante 3 minutos y quite con un trozo de tela tibio y húmedo.

Si cualquiera de los dos preparados se le llega a introducir en los ojos, enjuague inmediatamente con agua templada. Complete cualquiera de los dos tratamientos con una aplicación muy ligera de aceite de oliva para humectar la piel.

Nota: Para conseguir las hierbas y los otros productos naturales mencionados en este capítulo, consulte la lista de tiendas en la página 173.

PIE DE ATLETA

Apoyo antihongo de la Madre Naturaleza

Los hongos chiquititos que causan las molestias del pie de atleta se refugian en sitios escondidos y difíciles de tratar: los pliegues tibios y húmedos de la piel de los pies, alrededor de las uñas e incluso en el cuero cabelludo.

Una vez establecidos, estos delincuentes microscópicos causan un verdadero desbarajuste. La piel se llena de comezón y comienza a despellejarse y a agrietarse. Sin embargo, estos hongos traviesos no se conforman con agrietarle la piel en los pies. También les gusta andar de viaje por el cuerpo, y de hecho pueden provocarle una infección vaginal, según indica Teresa G. Conroy, D.P.M., una podiatra con consulta privada en Filadelfia, Pensilvania. El riesgo de tener este problema aumenta si acostumbra bañarse en la bañadera (bañera, tina) en lugar de ducharse.

Primero, piense en los pies.

El pie de atleta ataca a las mujeres en los mismos lugares donde contagia a los hombres: en piscinas (albercas), vestuarios de gimnasios y duchas; le puede dar hasta en su propio baño si algún miembro de la familia está infectado. Las feas escamillas blancas, la piel agrietada y despellejada y la comezón persistente son como para volver loca a cualquiera. Sea usted atleta o no, querrá aliviar el problema a como dé lugar. Para hacer esto, usted necesita erradicar los hongos tanto de sus pies como de sus zapatos y su casa... para siempre. A continuación le diremos cómo lograrlo.

Mátelos con melaleuca. "Conozco a gente a la que el pie de atleta les ha durado años —con comezón, piel agrietada y uñas infectadas— y que ha utilizado todo lo que se consigue en la farmacia, inútilmente. Sin embargo, después de usar el aceite de melaleuca (árbol de té, *tea tree oil*) experimentan grandes mejorías", dice Lisa Murray-Doran, una naturópata de Toronto, Canadá.

Prepárese un baño antihongos diluyendo de 5 a 7 gotas de aceite esencial de melaleuca en 4 onzas (120 ml) de agua tibia, en una tinita (palangana, jofaina) del tamaño suficiente para que quepan sus pies. Duplique la receta si necesita más agua para cubrir el área afectada. Ponga a remojar sus pies una vez al día durante 20 minutos. "En cinco días ya no deben quedar hongos", afirma la Dra. Murray-Doran. "Si su infección es muy persistente, puede remojar sus pies hasta tres veces al día. Es seguro. No es posible exagerar."

Después de cada tratamiento, seque el área afectada muy bien con una toalla limpia. "Y ponga la toalla en la ropa sucia inmediatamente", dice la Dra. Murray-Doran. "No la vuelva a utilizar, porque podría extender los hongos." Entonces póngase medias (calcetines) limpias de algodón. "Sus pies necesitan respirar y estar secos", afirma la naturópata. Así, se evitará que los hongos se reproduzcan y sigan causando problemas.

También puede usar este tratamiento para una infección de hongos en las uñas, sugiere la Dra. Murray-Doran. O bien puede aplicar el aceite de melaleuca sin diluir directamente a las uñas afectadas. Moje un hisopo de algodón en el aceite, aplique a la punta de la uña y cubra con una venda.

Los investigadores han demostrado que la melaleuca, un remedio tradicional, es tan eficaz como los medicamentos vendidos sin receta para tratar las uñas de los pies infectadas por el hongo del pie de atleta. Las personas con piel sensible deben diluir el aceite, usando más o menos 7 gotas de aceite esencial por 3 gotas de aceite vegetal, a fin de evitar que les irrite la piel. El aceite de melaleuca sin diluir es tóxico cuando se aplica a la piel y debe mantenerse fuera del alcance de los niños.

(*Nota de las editoras:* Es importante aclarar que algunos hispanos les dicen "medias" a las medias largas de nylon o seda que usan sólo mujeres y llegan a los muslos o hasta la cintura. Estas también se conocen como pantimedias. "Calcetines" se usa en varios países latinoamericanos para referirse a las medias cortas de algodón o poliéster que usan ambos sexos. En este libro, usamos "medias" y "calcetines" para referirnos a las medias cortas y "pantimedias" para las medias más largas que usan las mujeres.)

Estimule la curación con caléndula. Después de aplicar un baño antihongos durante tres días como el de la melaleuca, agregue la caléndula (maravilla) a su tratamiento, sugiere la Dra. Murray-Doran. Las investigaciones indican que los pétalos de la caléndula, utilizados tradicionalmente para curar las heridas, ayudan a estimular el crecimiento de nuevas células de la piel.

Después de remojar y secar sus piecitos, aplique una crema o un ungüento ligero de caléndula o lávese los pies con té de caléndula tibio. Prepare un baño de pies de caléndula agregando de 1 a 2 cucharaditas de flores secas de caléndula a una taza de agua hirviendo; deje reposar de 10 a 15 minutos, cuele, de ser necesario, y deje enfriar. Utilice la crema o el enjuague de caléndula tres veces al día. "Es perfecta para la etapa en que los hongos se murieron, pero usted aún tiene la piel agrietada porque el proceso de curación es lento", explica la Dra. Murray-Doran.

Agregue ajo. Aumente el poder de la anterior fórmula antihongos agregándole de 4 a 6 gotas de aceite esencial de ajo, sugiere la Dra. Murray-Doran. El ajo se ha utilizado tradicionalmente para combatir los hongos, función que diversos estudios de laboratorio han confirmado.

Otra posibilidad es un simple baño de pies con ajo, sugiere Paul Bergner, director clínico del Centro de las Rocallosas para Estudios Botánicos en Boulder, Colorado. Muela 6 dientes de ajo en una licuadora o procesador de alimentos. Llene una pequeña tina con agua agradablemente caliente, en cantidad suficiente para cubrir sus pies, agregue el ajo y remoje sus pies durante 15 minutos.

"El ajo es un remedio muy antiguo cuya acción antimicótica ha sido probada científicamente", apunta Bergner. "He visto desaparecer los casos de pie de atleta en dos o tres días con un baño de pies de ajo. La ventaja de un baño de pies caliente es que el agua caliente suaviza la piel, lo cual le permite al ajo penetrarla mejor."

Sin embargo, tal vez quiera mantenerse lejos de sus seres queridos mientras dure el tratamiento. Además de que el baño de ajo probablemente hará que le huelan los pies, sus compuestos aromáticos pueden trasladarse por el torrente sanguíneo hasta sus pulmones, dándole a su aliento un característico olor penetrante. Y no vaya a aplicar el ajo directamente a su piel, porque puede irritarla.

Manténgase seca todo el día con lavanda. Defiéndase contra los hongos durante todo el día con una espolvoreadita de lavanda (espliego, alhucema, *lavender*), que según la Dra. Murray-Doran ayuda a inhibir el crecimiento de los hongos. Muela ¼ taza de flores de lavanda en un molinillo de café o procesador de alimentos y luego mezcle con ½ taza de arcilla de bentonita en polvo. Espolvoree en sus pies limpios y secos o dentro de sus medias limpias de algodón. "La arcilla ayuda a mantener secos los pies y he tenido la experiencia de que la lavanda funciona como un agente antimicótico suave", indica la naturópata. "Además, huele bonito."

Sea una mujer seca. Cuando los hongos atacan, los pies pueden agrietarse, despellejarse y verse resecos. Sin embargo, no aplique cremas humectantes ni vaselina (*petroleum jelly*) a sus pies, puesto que estos productos atrapan la humedad y de hecho estimulan el crecimiento de los hongos, advierte la Dra. Cheryl Weiner, una podiatra de Columbus, Ohio.

Aférrese al algodón. "En cuanto a la proliferación del pie de atleta, las pantimedias de nylon son lo peor", indica la Dra. Weiner. "En cambio, use medias o mallas de algodón."

El nylon atrapa la humedad, mientras que el algodón la absorbe. Si está obligada a llevar pantimedias y zapatillas en el trabajo, la Dra. Weiner sugiere ponerse medias de algodón en lugar de las pantimedias al ir y regresar de la oficina.

Compre medias y mallas de polipropileno. Las fibras trenzadas —como polipropileno, *Capilene* y otras semejantes— alejan la humedad de la piel y la liberan al aire. De acuerdo con la Dra. Phyllis Ragley, una podiatra con consulta privada en Lawrence, Kansas, estas fibras también mantienen secos los pies aún más que el algodón. "Y a diferencia del algodón, estas telas se secan rápidamente al aire", agrega la doctora. Busque las medias de polipropileno (*polypropylene*) y de otras fibras que les convienen a sus pies en las tiendas de productos deportivos.

Cámbiese las medias. Según la Dra. Conroy, es importante cambiarse las medias una vez al día. Si no lo hace así, estará exponiendo sus pies a la humedad y los hongos atrapados dentro de ellas.

Desinfecte las medias. A la hora de lavar sus medias y pantimedias, agregue una tapita del desinfectante líquido *Lysol* al enjuague final para ayudar a destruir los hongos, recomienda la Dra. Conroy. También puede remojarlos en una solución desinfectante durante unos minutos antes de secarlos. Y cuando los seque, use aire caliente, lo cual también ayuda a destruir los hongos.

Primero las medias, luego la ropa interior. Las estrategias antimicóticas no sólo involucran las medias. "Si usted tiene una infección activa en los pies, el ponerse la ropa interior con los pies descalzos con toda seguridad transportará los hongos hasta su ingle", dice la Dra. Conroy. Evite este problema bastante molesto poniéndose primero las medias. Si usa pantimedias, siga estos pasos: (1) protéjase los pies con medias, (2) póngase las pantaletas (calzones), (3) quítese las medias y (4) póngase las pantimedias.

Fumigue sus zapatos. A los hongos les gusta tanto comerse sus piecitos que son capaces de esconderse donde sea, especialmente en los zapatos. ¿Cuál es la mejor forma de destruirlos de una vez por todas? Rocíe el interior de sus zapatos con un desinfectante en aerosol, como *Lysol*, indica la Dra. Conroy. Déjelos secar toda la noche antes de ponérselos. Si usted tiene una infección activa, aplique este tratamiento todos los días a los zapatos que esté usando. No se le olviden las chanclas, por cierto.

Airee sus zapatos. "Si es un día bonito y soleado", dice la Dra. Conroy, "le digo a la gente que aflojen las agujetas (cordones) y pongan sus zapatos a secarse al aire".

Por otra parte, si no hace sol, la Dra. Weiner recomienda rellenar sus zapatos con papel periódico, el cual absorberá la humedad, y dejarlos secar dentro de la casa. También sugiere alternar los zapatos, para que en ningún momento los tenga que usar húmedos.

Nota: Para conseguir las hierbas y los otros productos naturales mencionados en este capítulo, consulte la lista de tiendas en la página 173.

POPURRÍ DE *TIPS* DE BELLEZA

Mejoría miscelánea

Por razones de espacio, no fue posible tratar cada tema de belleza con su propio capítulo. No obstante, quisimos que el libro fuera lo más completo posible. Por eso, en este capítulo recopilamos unos cuantos consejos para diversos temas de belleza.

Cabello sin brillo
Cómo recuperar el resplandor

Póngale huevo. Para darle suavidad y brillo a su cabello, bata dos o tres huevos crudos y aplique a su cabello mojado. Enjuague y lave con champú.

Para incrementar el brillo natural de su cabello, mezcle ½ taza de agua con ¼ taza de vinagre (las rubias deben sustituir el vinagre por ¼ taza de jugo de limón). Enjuague su cabello con esta mezcla después de haberle puesto acondicionador. Le dará un brillo instantáneo.

Herpes labial (fuego, boquera, pupa)
Cómo apagar los fuegos

Éntreles con equinacia. "La equinacia (equinácea, equiseto) es un poderoso agente antiviral", afirma Ed Smith, un herbolario de Williams, Oregon. Si bien el efecto medicinal de esta planta no se ha podido relacionar con ninguno de sus componentes en particular, es rica en polisacáridos, los cuales estimulan los glóbulos blancos encargados de combatir las infecciones. Tome 30 gotas de tintura de equinacia en un vaso con agua 3 veces al día.

Métales con melisa. Enjuáguese la boca con té de toronjil (melisa, *lemon balm*) de tres a cinco veces al día. Para hacer este té, ponga una cucharada colmada (copeteada) de la hierba seca en una taza de agua hirviendo. Deje reposar durante 20 minutos. Deje enfriar el té y enjuáguese la boca, indica Smith. El toronjil contiene taninos, los cuales se ha demostrado que poseen cualidades antivirales y aceleran la curación del herpes labial. Además, esta hierba actúa como astringente.

Córteles el paso con corazoncillo. Tome entre media y una cucharadita de tintura (*tincture*) de corazoncillo (hipérico, *St. John's wort*) en un vaso con agua una vez al día hasta que desaparezcan los síntomas. El corazoncillo ayuda a retardar el crecimiento de los virus y al mismo tiempo reduce el estrés emocional, explica Barry Sherr, un herbolario de Danbury, Connecticut. Algunos estudios de laboratorio y con animales indican que la hipericina, una sustancia contenida en el corazoncillo, retrasa la reproducción de diversos virus, entre ellos el herpes simple 1 y 2.

Manos agrietadas

Medidas que mejoran sus manitas

Lubríquelas. Las flores amarillas de la caléndula (maravilla) son un adorno común en muchos jardines. Sin embargo, aparte de ser hermosa, esta hierba también tiene propiedades antiinflamatorias y cura las afecciones de la piel. Así lo explica la Dra. Mercedes Cameron, una especialista en medicina familiar de Grand Junction, Colorado. La infusión de caléndula con aceite ofrece este poder curativo aunado a una base emoliente, o sea, la combinación perfecta para la piel enrojecida y agrietada.

Para preparar su propio aceite de caléndula para las manos, necesitará una olla de barro, unas 8 onzas (240 ml) de aceite de almendra y 4 onzas (112 g) de flores secas de caléndula. Ponga las flores en la olla y agregue el aceite, asegurándose de cubrir la caléndula por completo. Ponga la olla a fuego muy lento (lo más posible) durante toda la noche (o unas 12 horas). A la mañana siguiente, cuele el aceite en un tazón (recipiente) con un colador de malla fina o un colador forrado con una capa de tela. Con la ayuda de un embudo, pase el aceite a un recipiente de vidrio oscuro. Esto reducirá al mínimo su exposición a la luz, que lo volvería rancio.

Masajee sus manos con este aceite todas las noches. Para dormir, póngase después unos guantes delgados de algodón (disponibles en las tiendas de productos de belleza y algunas farmacias), lo cual mejorará la absorción de los ingredientes curativos por su piel. También evitarán que sus sábanas se llenen de aceite.

Alivie su agrietamiento con aceite de aguacate. El aceite del aguacate (palta) brinda propiedades curativas a unas manos tan resecas que duelen, indica la Dra. Diana Bihova, una dermatóloga de la ciudad de Nueva York. El aceite ligero extraído del rico aguacate tiene fama como auxiliar para el cuidado de la piel. También se utiliza en la cocina *gourmet*, por lo que podrá encontrarlo en una tienda de comestibles bien surtida al igual que en una tienda de productos naturales.

Incremente los efectos humectantes de este aceite utilizándolo enseguida de lavarse las manos, cuando aún estén un poco húmedas, sugiere la Dra. Bihova. De esta forma, el aceite protegerá su piel, sellándola para retener la humedad que sus deditos ansían.

Maquillaje derretido

Maneras de mantenerse fresca

Cuando hace calor, muchas veces el maquillaje aplicado con tanto cuidado por la mañana se derrite en el curso del día. La primera regla es utilizar productos sin aceite. Además de eso, los siguientes *tips* le ayudarán a verse bella por muy caluroso y húmedo que sea el ambiente.

Empiece con la base. Primero que nada, use un humectante sin aceite y no lo aplique a las áreas de su cara propensas a sudar, como la frente, la nariz, el labio superior y la barbilla, recomienda Yaffa, especialista en el cuidado de la piel y maquillista de la ciudad de Nueva York. A continuación agregue una base mate sin aceite. (Si la base incluye una loción antisolar/filtro solar, escoja una que no tenga PABA; esto resultará en una sensación menos grasosa.) Por último, póngase un polvo facial compacto con capacidad de absorber la grasa para que el maquillaje le dure más, sugiere Kimara Ahnert del Estudio para Maquillaje Kimara Ahnert en la ciudad de Nueva York.

Póngase polvos. El maquillaje de los ojos siempre se corre primero. "El lápiz delineador tiene una base de aceite y siempre se corre", explica Yaffa. Utilice una esponjita para delinear sus ojos con sombras compactas. Cualquier producto con base de polvo se conserva por más tiempo. Lo mismo es cierto con respecto a sus mejillas, así que use un rubor compacto y aplíquelo con pincel.

Cree unas pestañas a prueba de manchas. El uso diario de un rímel a prueba de agua (*waterproof mascara*) a la larga hace quebradizas las pestañas. Por lo tanto, algunos expertos recomiendan que se use el rímel a prueba de manchas, que en inglés se llama *smudgeproof mascara*. "El rímel a prueba de manchas no reseca tanto y de todas maneras no se corre", opina Ahnert. Busque productos que digan "a prueba de manchas" o "*smudgeproof*" y que contengan ingredientes como PVP (polivinilpirrolidona) o hidroxietil celulosa. (En inglés, estos dos ingredientes se llaman *polyvinylpyrrolidone* y *hydroxyethyl cellulose*.)

Contenga el sangrado. Para evitar que se le "sangren" los labios, aplique su base de maquillaje a sus labios y delinéelos con un lápiz, sugiere

Ahnert. Use un pincel para labios para aplicar el lápiz labial. El color será absorbido por el maquillaje, de manera que no se quedará pegado en lo primero que usted coma, beba o bese.

Morder las uñas

Cómo quitarse la costumbre

Sabotee su sabor. Pruebe un producto vendido sin receta diseñado para darles un sabor desagradable a sus uñas. Simplemente aplique la loción a sus uñas dos veces por semana. Estos productos se consiguen en las farmacias y en las tiendas de productos de belleza.

Relájese. Si con esto no basta para quitarle la costumbre, tal vez le sirva alguna técnica de relajamiento, indica Allen Elkin, Ph.D., director del Centro de Asesoría para Controlar el Estrés en la ciudad de Nueva York. Dos de sus técnicas favoritas son las siguientes:

Equilibrio cognoscitivo: Cuando sienta el deseo de morder, deténgase y evalúe su nivel de estrés en una escala del 1 al 10. Luego evalúe la importancia de lo que le está causando el estrés. "Muchas veces descubrirá que su reacción a determinada cosa es exagerada. El simple darse cuenta de ello reduce la presión", afirma el Dr. Elkin.

Un relajamiento rápido: Inhale profundamente por la nariz y contenga la respiración, apretando al mismo tiempo con fuerza el pulgar con el índice o dedo medio de la mano derecha. Sostenga de cuatro a seis segundos y exhale por la boca con los labios ligeramente entreabiertos; relaje la mano tensa y permita que la tensión abandone su cuerpo. Repita.

Ojos rojos

Mire bien sus opciones

Pruebe ponerse papitas. Nadie sabe por qué, pero el jugo de la papa obra milagros para unos ojos irritados, dice el Dr. Nicholas G. Nonas, un médico de Littleton, Colorado.

Este remedio es muy fácil de preparar, aunque se escurre bastante a la hora de la aplicación. Simplemente pele una papa blanca y rállela finamente. Ponga las ralladuras en un trozo de tela limpia lo bastante resistente para contenerlas, pero también lo suficientemente porosa para dejar que el jugo se filtre por ella. La gasa es ideal. Luego recuéstese y sostenga la tela sobre sus ojos cerrados de cinco a diez minutos. Repita todas las veces que quiera, pero asegúrese de usar papas maduras sin partes verdes.

Emplee la eufrasia. Las suaves propiedades antiinflamatorias de esta hierba, que en inglés se llama *eyebright*, pueden ayudar a sus ojos rojos e irritados a recuperar su brillo y blancura. Para preparar un refrescante lavado de ojos, el Dr. Nonas recomienda comprar tintura madre de eufrasia (*euphrasia mother tincture*) en una tienda de productos naturales. Disuelva 10 gotas de tintura en ½ pinta (119 ml) de agua tibia y agregue 1 cucharadita de sal. La solución de agua con sal imita la composición de sus lágrimas naturales, de modo que no irritará sus ojos.

Deje enfriar el agua hasta que adquiera una temperatura parecida a la del cuerpo y luego enjuáguese los ojos muy bien dos veces al día, ya sea con un gotero (cuentagotas), un lavaojos o una pera (perilla, *bulb syringe*). Una pera es una jeringa infantil provista de una pera azul que sirve para succionar los mocos de la nariz de un bebé. Se consigue en las farmacias.

El Dr. Nonas recomienda empapar sus ojos con esta solución, lavándolos cinco o seis veces cada uno hasta que se sientan mejor. La cantidad de la receta alcanza más o menos para un día, indica el médico.

Pruebe este tecito para sus ojitos. Una buena dosis de matricaria (margaza, *feverfew*) puede aliviar unos ojos rojos e hinchados por las alergias, afirma C. Leigh Broadhurst, Ph.D., una herbolaria de Cheverly, Maryland. La Dra. Broadhurst recomienda tomar diariamente de 6 a 10 cápsulas de extracto de matricaria, de 500 miligramos cada una, o bien de 4 a 6 tazas de té de matricaria recién preparado. Se trata de una dosis fuerte que sólo debe aplicarse cuando se requiera alivio inmediato, advierte la especialista, e incluso en este caso sólo durante unos cuantos días. Si su reacción alérgica no es muy severa, tome una cápsula de extracto de matricaria o una o dos tazas de té tres veces al día.

Para preparar el té de matricaria, hierva un poco de agua, deje reposar un minuto, agregue de 3 a 4 cucharadas colmadas (copeteadas) de la hierba seca y deje reposar durante no más de 5 minutos. Cuele el té antes de tomárselo.

"Se trata de un té medicinal fuerte", indica la Dra. Broadhurst, "así que no espere que su sabor sea muy bueno." Puede mejorarlo agregando manzanilla, menta (*peppermint*) o menta verde (*spearmint*) a la mezcla, en una cantidad semejante a la de la matricaria, sugiere la herbolaria.

Poros grandes
Consejos para cerrarlos

Mejórese con mayonesa. Unte más o menos una cucharada de mayonesa en su cara, espere 20 minutos y enjuague primero con agua tibia y luego con agua fría. El huevo y el vinagre de la mayonesa encogen los poros y el aceite suaviza el cutis. *Nota de las editoras*: No aplique la mayonesa al cutis grasoso.

Uñas encarnadas
Tres hierbas buenas

Remójela. Remoje la uña encarnada (enterrada) en un baño de hidraste (sello dorado, acónito americano, *goldenseal*) para los pies. Según David Hoffman, un herbolario de Forestville, California, los indios norteamericanos usaron esta hierba durante mucho tiempo para tratar todo tipo de afecciones, desde un estómago descompuesto hasta las alergias. Se ha comprobado que su principal ingrediente activo, la berberina, tiene poderosas propiedades antisépticas, por lo que puede ser un aliado importante en la lucha contra la infección que con frecuencia acompaña una uña encarnada.

Kathleen Janel, una naturópata de la Clínica Naturópata Brattleboro de Brattleboro, Vermont, recomienda poner 2 cucharadas de hidraste en polvo en 1 taza de agua hirviendo. Tape y deje reposar durante 10 minutos; deje enfriar hasta que esté tibio y cuele. Agregue ½ cucharadita de pimienta de cayena y remoje el dedito afectado de 10 a 20 minutos dos veces al día, hasta que la hinchazón y el dolor desaparezcan o disminuyan considerablemente.

Estimúlese con equinacia. Tome 100 miligramos de equinacia (equinácea, equiseto) en cápsulas tres veces al día para ayudar a su cuerpo a combatir la infección. La equinacia estimula su sistema inmunológico, por lo que puede asistir a su cuerpo en la batalla contra la infección menor de una uña encarnada. La dosis es fuerte y la Dra. Janel recomienda no tomarla por más de tres semanas a la vez. Tome las cápsulas a la hora de las comidas para aumentar su absorción.

Acompáñela con astrágalo. El astrágalo (*astragalus*) ha sido un remedio básico de la medicina tradicional china desde la antigüedad, y puede combinarse con la equinacia para luchar contra la infección, indica la Dra. Janel. "El astrágalo actúa en sinergia con la equinacia", explica la experta. "Estimulan el sistema inmunológico de maneras diferentes y de esta forma intensifican cada uno el efecto del otro." Tome 200 miligramos de astrágalo en cápsulas tres veces al día.

Verrugas

Barra con los bultos

Póngase una pasta. Aplique una pasta hecha con semilla de fenogreco (alholva, rica, *fenugreek*) una vez al día hasta que la verruga desaparezca. Para preparar la pasta, ponga una cucharada de semillas de fenogreco en un frasco pequeño. Agregue una cantidad suficiente de agua para cubrirlas por completo. Ponga las semillas a remojar en el refrigerador durante unos dos días, hasta que formen una solución espesa parecida a un ungüento. Aplique a la verruga una vez al día y deje secar, indica Gayle Eversole, R.N., Ph.D., una enfermera y herbolaria de Everett, Washington.

Échele limón. Antes de acostarse, fije un trocito de cáscara de limón sobre la verruga con un pedazo de tela adhesiva. Tanto el tejido blanco fibroso de la cáscara como su aromática superficie amarilla contienen un aceite volátil con propiedades antisépticas. La aplicación en forma constante de la parte interior de la cáscara durante toda la noche puede ayudar a suavizar y curar una verruga o un callo, afirma Eversole.

Nota: Para conseguir las hierbas y los otros productos naturales mencionados en este capítulo, consulte la lista de tiendas en la página 173.

PSORIASIS

Ayuda adicional para una afección frustrante

La causa secreta de los sarpullidos rojos y las escamas plateadas de una erupción de psoriasis se esconde bajo la superficie de la piel, donde las células se multiplican a una velocidad muy por encima de la normal. Así lo explica Sherry Briskey, una naturópata de Tempe, Arizona.

"En la psoriasis, las células de la piel se dividen mucho más rápido que lo normal. Se acumulan en montones parecidos a escamas en la superficie de la piel", indica la experta. Es posible que esta molesta afección de la piel sea hereditaria. Las erupciones van y vienen, frecuentemente provocadas por heridas, estrés, infecciones o un cambio de estación.

Esperanzas y ayuda

El tratamiento médico convencional contra la psoriasis incluye cremas basadas en la brea y los esteroides, explica Lisa Murray-Doran, una naturópata de Toronto, Canadá. "Los naturópatas también curamos la superficie de la piel", indica la especialista. "Sin embargo, aparte de eso buscamos las causas más profundas de la psoriasis. Trabajamos en la conexión que existe entre el buen funcionamiento del hígado y una piel saludable.

"Los naturópatas creemos que algunas toxinas son enviadas a la piel para su eliminación cuando el hígado no es capaz de procesar por completo las toxinas, las hormonas, las grasas y otras sustancias del torrente sanguíneo", explica la Dra. Murray-Doran. "Si estas cosas irritan la piel y usted es propensa a la psoriasis, su estado empeorará mucho." A continuación le daremos tanto opciones naturales como sugerencias para sobrellevarla.

Aplique una crema herbaria refrescante. "Busque una crema espesa cuya lista de ingredientes incluya la caléndula (maravilla) y la cera de abeja (*beeswax*)", sugiere la Dra. Murray-Doran. "Lo que usted quiere es sellar la humedad y propiciar lo más posible la curación de la piel. La caléndula es excelente para eso."

Algunas investigaciones han demostrado que la caléndula puede ayudar a aliviar la hinchazón y el enrojecimiento de la piel, protegerla de las infecciones y estimular su curación. Según la Dra. Murray-Doran, la

AYUDA A SU HÍGADO PARA SALIR DE LA PSORIASIS

Según Sherry Briskey, una naturópata de Tempe, Arizona, las hierbas que apoyan y estimulan el funcionamiento del hígado pueden mejorar algunas afecciones dermatológicas como la psoriasis. Funcionan al ayudar al hígado a filtrar las toxinas irritantes para la piel sensible. "Para la psoriasis, lo primero que usaría sería cardo de leche (cardo de María, *milk thistle*), raíz de mahonia (toronja de Oregon, *Oregon grape root*) y tinturas (*tinctures*) de zarzaparrilla", indica la experta. (No tome la mahonia si está embarazada.)

Lisa Murray-Doran, una naturópata de Toronto, Canadá, también sugiere lengua de vaca (*yellow dock*), diente de león (amargón) y bardana (*burdock*), todos lo cuales son remedios herbarios tradicionales para la piel que estimulan el funcionamiento del hígado. Tome cualquier combinación de estas hierbas dos o tres veces al día en forma de tinturas, de 30 a 60 gotas solas o bien mezcladas con hasta ¼ taza de agua tibia, durante seis a nueve meses, recomiendan las doctoras.

Las investigaciones indican que la raíz de mahonia contiene un auxiliar hepático llamado berberina. Por su parte, las lustrosas semillas negras del cardo de leche tienen silimarina, una sustancia que de acuerdo con algunos estudios cambia la estructura de las células a lo largo de la membrana exterior del hígado, impidiendo que penetren las sustancias químicas tóxicas. Al mismo tiempo, este compuesto estimula la producción de nuevas células hepáticas.

En cuanto a la zarzaparrilla, en una investigación se demostró que esta hierba impide a unos complejos bacterianos llamados endotoxinas abandonar los intestinos. Cuando las endotoxinas llegan a circular por el torrente sanguíneo pueden agravar afecciones de la piel como la psoriasis, señala la Dra. Briskey.

Nota: Para conseguir estas hierbas y los otros productos mencionados en este capítulo, consulte la lista de tiendas en la página 173.

cera de abeja cura la piel y sella las llagas abiertas de la psoriasis contra los efectos del aire. Además, tiene propiedades antimicrobianas.

Suspenda las células con esta hierba exótica. De acuerdo con algunos estudios preliminares, la hierba *coleus forskohlii*, originaria de la India, Nepal y Sri Lanka, contiene unos compuestos que aparentemente ayudan a equilibrar las enzimas que regulan la producción de células, afirma la Dra. Briskey. "Cuando la producción de células de la piel se retarda", apunta la naturópata, "la psoriasis mejora."

"Uno de los ingredientes activos de esta hierba es la forskolina", indica la Dra. Briskey. "Sugiero tomar 60 gotas de tintura (*tincture*) de *coleus forskohlii* tres veces al día durante tres o cuatro meses."

Busque la brea. Ahora que vaya a revisar los productos para el cuidado de la piel de venta en su farmacia, busque aceites de baño, cremas y lociones con ingredientes hechos de brea (*coal tar*). La brea puede ayudar a aliviar la psoriasis. "La gente puede encontrar cierto alivio en un baño de brea o frotando sus erupciones de psoriasis con una crema o loción de brea", indica la Dra. Karen K. Deasey, coordinadora del departamento de dermatología en el Hospital Bryn Mawr de Pensilvania. La dermatóloga recomienda las marcas *Psorigel*, *Fototar* y *Balnetar*. Pídale a su farmacéutico que se los consiga. Siga las instrucciones que acompañan el producto y no lo aplique a su piel si está ampollada, supurante, infectada o en carne viva.

"Pruebe diferentes productos hasta encontrar uno que le funcione", sugiere la Dra. Deasey.

Según la Dra. D'Anne Kleinsmith, una dermatóloga con consulta privada en West Bloomfield, Michigan, estos productos son muy efectivos aunque algo latosos de usar, porque ensucian todo. Siempre lea las instrucciones con cuidado antes de aplicarlos.

Primero el remojo, luego el humectante. Un largo remojo en la bañadera (bañera, tina) puede ayudar a hidratar su piel, afirma la Dra. Kristin Leiferman, profesora de dermatología en la Escuela de Medicina Mayo de Rochester, Minnesota. Sin embargo, espérese con el aceite de baño; si se lo pone al agua desde el principio, puede hacerle más daño que bien. "Los aceites de baño tienden a recubrir la piel e impedir el paso del agua. Y si el agua no penetra en su piel, no puede hidratar sus células", explica la dermatóloga. "Remójese durante diez minutos para permitirle a su piel absorber el agua primero y luego agregue el aceite durante los últimos cinco minutos del baño, para retener el agua", recomienda la experta. "Los aceites para baño hacen resbalosa la bañadera, así que tenga cuidado al salir de ella."

Huméctese enseguida del baño. "Es importante aplicar un humectante enseguida de salir del baño o de la ducha para retener el agua que su piel acaba de absorber", indica la Dra. Leiferman. Cuando la piel se humecta se mantiene hidratada y hay menos probabilidad de que se agriete. "Los mejores resultados se obtienen con una crema más espesa o con un humectante en forma de pomada, que realmente recubra la piel. Las lociones se evaporan muy pronto", dice la dermatóloga, y por lo tanto no pueden brindar verdaderos beneficios a la piel superseca.

Cambie de champú con frecuencia. "Varios médicos con los que he hablado recomiendan rotar los champús para obtener los mejores resultados", dice la Dra. Leiferman. "Al parecer la piel de su cuero cabelludo desarrolla tolerancia hacia ciertos ingredientes, de modo que se vuelven menos eficaces. Si los cambia por otros, obtendrá resultados nuevamente."

Al acabarse un frasco, cambie a otra marca. "Pruebe muchos champús. Encuentre cuatro o cinco que le gusten y váyalos rotando", recomienda la Dra. Leiferman.

Coja sol. La psoriasis parece mejorar cuando se expone a la luz ultravioleta, por lo que algunos dermatólogos opinan que esta afección de la piel es una de las pocas que amerita una pequeña asoleada. "En el verano les digo a las mujeres que tienen psoriasis que salgan al sol y se queden ahí sólo el tiempo suficiente para obtener los beneficios de la luz ultravioleta, pero no tanto que se quemen; o sea, no más que unos 15 minutos", señala la Dra. Deasey.

"Lo que sí les advierto a las personas es que se pongan una loción antisolar (filtro solar) en la cara y las partes de su cuerpo donde no tienen psoriasis, para proteger su piel", indica la Dra. Kleinsmith.

Nota: Para conseguir las hierbas y los otros productos mencionados en este capítulo, consulte la lista de tiendas en la página 173.

QUEMADURA SOLAR

Curas para cuando la cosa está que arde

L os rayos ultravioleta del Sol atacan la piel indefensa a la menor provocación. De preferencia se concentran en los sitios vulnerables y desprotegidos como la nariz o la nuca, sobre todo si la loción antisolar (filtro solar) no alcanzó a taparlos por completo. Bombardeada por los rayos del sol en las pistas de esquí, la playa, el campo de golf o el jardín, su piel se siente caliente primero, luego sensible y finalmente agredida. Más adelante se producen las pruebas de que pasó demasiado tiempo al sol. Su piel está enrojecida, hinchada, adolorida y tal vez hasta se cubra de ampollas. Todos estos síntomas indican que se han dilatado los vasos sanguíneos cerca de la superficie de la piel.

Las mujeres de cutis claro o de cabello rubio, rojizo o castaño corren el mayor riesgo de sufrir daños por el sol. Sin embargo, en realidad nadie se encuentra a salvo de las quemaduras solares, que no respetan ningún tono de piel. Lo mejor que puede hacer, como siempre, es comprar una loción antisolar (filtro solar) que cuente con un factor de protección solar (*SPF* por sus siglas en inglés) de por lo menos 15, además de taparse muy bien o de permanecer bajo techo a mediodía, cuando el sol es más intenso.

Calmantes refescantes

Si por algún motivo no protegió su piel como es debido, la medicina natural le brinda varios remedios para aliviar el dolor y la hinchazón y estimular el proceso curativo. Si tiene ampollas, fiebre, escalofríos o un dolor intenso, posiblemente se trata de lo que popularmente se conoce como solanera o tabardillo. Obtenga atención médica de inmediato. Los mismos síntomas también pueden indicar una congestión por agotamiento por excesiva exposición al sol o una insolación.

Alivie el ardor con áloe vera. El gel de áloe vera (zábila, sábila, acíbar, atimorreal) refresca y calma el dolor de la quemadura solar y también sella la piel para evitar que escape su humedad natural, lo cual propicia la curación, señala Jenny McFeely, una herbolaria de Scottsdale, Arizona. "El áloe vera forma una capa en la superficie de la piel, lo cual ayuda a prevenir la deshidratación interior. Esto es importante, sobre todo en el caso de una quemadura solar grave con ampollas", dice la experta. "Cuando el cuerpo se deshidrata, la curación se vuelve más difícil."

El mejor tratamiento de áloe vera se obtiene directamente de la planta, indica McFeely. "Simplemente corte una de las hojas exteriores, pártala a la mitad y ráspela para extraer el gel. Aplíquelo con los dedos a las áreas quemadas por el sol." También puede untar el gel en un pedazo de gasa y colocarla suavemente sobre la quemadura, pero sin frotar, agrega la herbolaria. Y si usted no tiene una planta lista en la macetita de su ventana, "busque el áloe vera en las tiendas de productos naturales o los catálogos de las empresas de ventas por correo", sugiere McFeely. "A pesar de que el jugo tiene una concentración más alta de auténtico áloe vera que las lociones para la piel que contienen este ingrediente, algunos preparados de áloe vera no incluyen mucho jugo. Revise la etiqueta y pregunte a un experto."

Cuente con esta combinación curativa. La combinación de áloe vera y aceite esencial de lavanda (espliego, alhucema, *lavender*) refresca la quemadura solar, reduce la hinchazón y el enrojecimiento y previene las infecciones, indica Mindy Green, una herbolaria de Boulder, Colorado. Para preparar su loción herbaria refrescante, mezcle 4 onzas (112 g) de gel de áloe vera, ½ cucharadita de aceite de lavanda, 1 cucharadita de vinagre de manzana y 2 cápsulas (de 400 unidades internacionales cada una) de aceite de vitamina E. (Para extraer el aceite, simplemente pique la cápsula con una aguja limpia o la punta limpia de un cuchillo y exprima el aceite.) También puede comprar un pequeño frasco de aceite de vitamina E, señala Gayle Eversole, R.N., Ph.D., una enfermera y herbolaria de Everett, Washington. Agite la mezcla antes de utilizarla.

Aplique este bálsamo de áloe vera suavemente con los dedos a la quemadura solar adolorida e inflamada. Reaplique según sea necesario para mantener su piel fresca y a gusto, dice Green.

Trátese con té. El ácido tánico del té calma el dolor de la quemadura solar, indica la Dra. Eversole. "Simplemente prepare un té negro normal del tipo *black pekoe* u *orange pekoe* y póngaselo a su piel quemada en cuanto esté frío", sugiere la herbolaria. Estos tés se consiguen en cualquier supermercado o tienda de víveres.

"El ácido tánico realmente ayuda a restaurar el equilibrio natural de acidez de su piel", explica la Dra. Eversole. "La quemadura solar perturba este equilibrio, lo cual contribuye al dolor", apunta la herbolaria. Algunos tés herbarios también contienen taninos, pero el alto contenido de taninos del té negro normal lo convierte en la primera opción cuando se trata de aliviar una quemadura solar.

Los taninos también estimulan las proteínas de las capas superiores de su piel a formar una capa protectora, "una especie de vendaje natural", dice Sharol Tilgner, N.D., una naturópata de Creswell, Oregon. Puede aplicar el té a su piel con las yemas de los dedos o mojar un algodón en el té para aplicarlo. Empiece a usar este remedio en cuanto note el dolor de la quemadura. Si el dolor regresa, reaplique según sea necesario, indica la Dra. Eversole.

Cúrese con corazoncillo o caléndula. Puede preparar una loción o compresa refrescante con 1 parte de tintura (*tincture*) de corazoncillo (hipérico, *St. John's wort*) o caléndula (maravilla) más 9 partes de agua fresca, sugiere la Dra. Tilgner. Aplíquela a las áreas quemadas con los dedos o moje un pedazo de tela limpia con la mezcla y colóquela sobre la piel quemada durante por lo menos 15 minutos. El corazoncillo puede aliviar el dolor causado por daños a los nervios, según la Dra. Tilgner. De acuerdo con un estudio, también ayuda a curar las quemaduras. La caléndula es un remedio curativo tradicional para la piel, y su actividad antiinflamatoria ha sido comprobada por diversas investigaciones científicas. El agua fresca también ayuda a aliviar el dolor y la hinchazón de la quemadura solar. En esta receta, puede usar 1 onza (30 ml) de tintura para representar una parte de tintura y 9 onzas (270 ml) de agua para representar las 9 partes de agua. Las tinturas normalmente se venden en botellitas de 1 onza, así que puede usar la botella entera y luego llenarla con agua nueve veces para hacer la loción.

Báñese con vinagre de manzana. Otro producto vegetal, el vinagre de manzana (*apple-cider vinegar*), también ayuda a calmar el dolor de la quemadura solar, afirma la Dra. Tilgner. Para aliviar una quemadura en todo su cuerpo, agregue una taza de vinagre de manzana a una bañadera (bañera, tina) llena de agua fresca y disfrute un largo baño. "El vinagre de manzana es astringente. Calma el dolor de la quemadura solar de una manera muy parecida al té negro", señala la Dra. Tilgner.

Aproveche este aceite. La quemadura solar en esencia inflama la piel. Por lo tanto, es útil tomar hierbas con grandes propiedades antiinflamatorias, afirma Kathy Foulser, N.D., una naturópata de Ridgefield, Connecticut.

La Dra. Foulser recomienda el aceite de prímula (primavera) nocturna (hierba del asno, *evening primrose*), el cual contiene el ácido gamalinolénico (*GLA* por sus iniciales en inglés). El cuerpo transforma el GLA en varias hormonas; la más importante es la prostaglandina, una poderosa sustancia antiinflamatoria. Cuando se incrementa la cantidad de GLA en el cuerpo, también aumenta la capacidad de éste para reducir las inflamaciones.

Los ácidos grasos esenciales que este aceite contiene no sólo sirven para este fin. También son buenos para mantener saludable la piel en términos generales, indica la Dra. Foulser. En el caso de un tratamiento prolongado, la naturópata recomienda tomar seis cápsulas diarias de aceite de prímula nocturna; una cucharada diaria de aceite de semilla de lino (linaza) tiene efectos similares. En inglés, este aceite se llama *flaxseed oil.*

"Si usted quiere, puede tomar más", agrega la doctora, "porque estos aceites son bastante seguros." No olvide revisar las etiquetas de estos suplementos para averiguar cuál es la dosis recomendada. Tanto el aceite de prímula nocturna como el aceite de semilla de lino se consiguen en las tiendas de productos naturales.

Arriba los antioxidantes. Cada vez que su piel se quema, algunas de sus células se dañan. Estos daños ocurren por culpa de los radicales libres, unas moléculas inestables que se desplazan libremente y que les roban electrones a las células sanas a fin de lograr cierta estabilidad. A consecuencia de estos daños celulares, los radicales libres pueden provocar arrugas prematuras e incluso cáncer de piel, en el caso de repetirse la exposición al sol. Si usted sufre una quemadura, puede tomar antioxidantes, los cuales se dedican a cazar los radicales libres por todo su cuerpo, para acelerar el proceso curativo y prevenir los daños celulares inmediatos.

Encontrará muchos productos que combinan varios antioxidantes en los estantes de su farmacia o tienda de productos naturales. También puede optar por tomar por separado suplementos de vitamina C, vitamina E y betacaroteno. De acuerdo con la Dra. Foulser, todas estas sustancias contienen poderosas propiedades antioxidantes.

Para aliviar una quemadura solar leve, la Dra. Foulser aconseja tomar 50,000 unidades internacionales (UI) de betacaroteno al día. Si su quemadura es más grave, puede tomar 100,000 UI de betacaroteno durante varios días y luego reducir la dosis a 50,000 UI, conforme se vaya curando la quemadura. La Dra. Foulser también sugiere tomar

800 UI diarias de vitamina E, un conocido auxiliar en la reparación de la piel dañada.

"Debe continuar este tratamiento durante un par de semanas, incluso después de que usted cree que su quemadura ya se curó", indica la naturópata. La excepción son las mujeres embarazadas y las personas con problemas hepáticos, que nunca deben tomar altas dosis de betacaroteno, ni siquiera por períodos cortos. Para estar completamente segura, consulte a un médico holístico antes de iniciar el tratamiento.

Prepare su piel. Como medida preventiva, también puede tomar un suplemento de betacaroteno a fin de preparar su piel y aumentar su resistencia a los efectos dañinos de los rayos ultravioleta, sugiere Leon Hecht, N.D., un naturópata de Portsmouth, Nueva Hampshire. Recomienda tomar 100,000 UI de betacaroteno durante uno o dos meses antes de exponerse a la luz intensa del Sol, como el primer día de playa, por ejemplo, o antes de unas vacaciones invernales para practicar el esquí de altura. Este tratamiento preventivo les funciona especialmente bien a las personas de piel clara, indica el Dr. Hecht. Sin embargo, debe consultar a su médico antes de tomar una dosis tan alta.

Nota: Para conseguir las hierbas y los otros productos mencionados en este capítulo, consulte la lista de tiendas en la página 173.

ROSÁCEA

Pautas prácticas para no ponerse roja

Isabel tiene el cutis muy blanco, casi traslúcido, y cuando está acalorada, enojada o avergonzada o se ha tomado unas copitas adquiere un vivo color rosado.

Ella apenas tiene 30 años de edad. Sin embargo, ahora, ese color rosadito se está convirtiendo en rojo, el enrojecimiento se presenta cada vez con mayor frecuencia y unas pápulas, granos (barros) y unos pequeños vasos sanguíneos rotos están apareciendo alrededor de su nariz.

Su médico afirma que los rubores tan frecuentes que Isabel siempre ha tenido preludiaban la rosácea, una afección de la piel que dilata los vasos sanguíneos de la cara, los llena de sangre y puede dejarla tan roja como un carro de bomberos.

Nadie sabe cuál es la causa de la rosácea, aunque los médicos han observado que las mujeres de cutis claro y ascendencia irlandesa o celta suelen tener predisposición genética, indica la Dra. Karen S. Harkaway, instructora clínica de dermatología en la Universidad de Pensilvania en Filadelfia, Pensilvania.

¿Qué es lo que provoca el rubor? "Las cinco causas principales son los alimentos muy condimentados, el alcohol, el estrés emocional, el calor y la humedad del ambiente", explica la Dra. Mary Lupo, profesora de dermatología en la Universidad de Tulane de Nueva Orleáns.

Por desgracia la rosácea es una afección crónica que va y viene, según dice la Dra. Deborah Sarnoff, profesora de dermatología en la Universidad de Nueva York de la ciudad de Nueva York. Los médicos con frecuencia la tratan con antibióticos vendidos sólo con receta médica, como la tetraciclina o el *Metrogel*, un medicamento tópico diseñado originalmente para combatir las infecciones parasitarias.

Remedios para los rubores

A veces los medicamentos no dan resultado, dice la Dra. Sarnoff. De todas maneras hay varias cosas que usted puede hacer para evitar que se le ponga roja la cara.

Aplique una compresa fría. Empape una toalla de tela o de papel con agua helada y aplique a las partes rojas de su cara, sugiere la Dra.

Harkaway. El frío estrechará los vasos sanguíneos dilatados y detendrá el proceso inflamatorio.

Trate con un tinte. Si es propensa a sufrir rubores con frecuencia, use una crema teñida de verde debajo de su maquillaje normal todos los días, recomienda la Dra. Harkaway. La podrá conseguir en las tiendas de productos de belleza. El verde combina con el rojo de su cara y lo neutraliza por completo.

Evite los problemas futuros

Afortunadamente, los médicos están de acuerdo en que para mantener la rosácea bajo control con frecuencia no se requiere nada más complicado que tratar su piel con cuidado y evitar cualquier cosa que sabe le provoca el rubor. Las doctoras sugieren lo siguiente.

Encuentre una crema limpiadora suave. Use una crema limpiadora líquida que contenga lauril sulfato de sodio (*lauryl sulfate*) o sulfosuccinato lauril disódico (*disodium lauryl sulfosuccinate*), como el *Gentle Purifying Cleanser* de *Skincare System*, indica la Dra. Lupo. Ambos ingredientes limpiarán su piel con suavidad y sin estimularla de una manera que pudiera enrojecerla.

Amánsela con manzanilla. La manzanilla, una hierba de la familia de la ambrosía (*ragweed*), alivia la piel propensa a la rosácea, así que la Dra. Lupo sugiere usar cremas limpiadoras, jabones y humectantes que contengan manzanilla. Sin embargo, si usted es alérgica a la ambrosía, evite estos productos.

Apártese de lo abrasivo. Cualquier tipo de roce áspero puede provocar el enrojecimiento, explica la Dra. Lupo. Los productos abrasivos como limpiadores o esponjitas exfoliantes o polvos limpiadores no son para usted.

Mantenga las cremas antiarrugas al mínimo. Si usted tiene rosácea y quiere prevenir las arrugas con una crema contra el envejecimiento que contiene alfa-hidroxiácidos (AHA, *alpha-hydroxy acids*), tenga mucho cuidado, advierte la Dra. Lupo. Lea las etiquetas con atención y sólo compre cremas en las que el porcentaje de ácido sea menor que el 2.5 por ciento, dice la dermatóloga. Aunque según las instrucciones la crema deba usarse dos veces al día, no corra este riesgo. Úsela cuando mucho una vez al día. Si observa cualquier enrojecimiento de su cutis, deje de usar el producto.

Aplique un humectante de pepino. Después de limpiar su cutis (y de forma adicional a su preparado de AHA, si lo está usando), póngase un humectante que contenga extracto de pepino, indica la Dra. Lupo. Nadie sabe por qué, pero las lociones con pepino alivian la piel propensa a la rosácea.

Use cosméticos para piel sensible. Las sustancias químicas utilizadas en la mayoría de los cosméticos irritan la piel propensa a la rosácea. Por lo tanto, sólo use cosméticos que digan "para piel sensible" ("*for sensitive skin*"), sugiere la Dra. Lupo. Estos también contienen sustancias químicas, pero por lo general en menor cantidad y menos irritantes que los del maquillaje normal.

Manténgase a la sombra. "No se exponga al sol" para nada, advierte la Dra. Lupo. "El sol provocará un acceso de rubor", y no hay base ni loción antisolar (filtro solar) que lo impida.

Incluso en la sombra usted estará expuesta a la luz indirecta del Sol, así que debe ponerse una loción antisolar cada vez que salga, indica la Dra. Lupo. Evite los productos químicos y use una loción antisolar cuyo ingrediente principal sea el dióxido de titanio (*titanium dioxide*). Esta sustancia es menos irritante para la piel propensa a la rosácea.

Refrésquese. El calor es la principal causa de los accesos de rosácea. Por lo tanto, vístase con varias capas de ropa ligera que pueda irse quitando para mantener fresco su cuerpo, sin importar dónde se encuentre, recomienda la Dra. Lupo. Y acuérdese de bañarse y ducharse con agua tibia (no caliente).

Suelte la lana. No nos referimos al dinero ("lana" es dinero en el argot mexicano), sino la tela. Según la Dra. Lupo, si usted tiene rosácea lo mejor es evitar la lana. Mantiene el cuerpo demasiado caliente y al parecer causa enrojecimiento y erupciones de la piel en las personas que tienen rosácea.

Evite los condimentos. Los alimentos muy condimentados provocan accesos de rubor en las personas que tienen rosácea, así que la Dra. Lupo recomienda evitarlos lo más posible. Esto incluye los alimentos preparados con chile, salsa *Tabasco*, rábano picante y otros ingredientes semejantes.

Senos caídos

Gánele a la gravedad

Fueron parte importante de su *sex appeal*. Alimentaron a sus hijos. Sin embargo, ahora que apenas está llegando a los 40 años de edad, parece que sus senos la están traicionando. Antes redondos y firmes, ahora han empezado a descender hacia su cintura. No es justo.

Además de ser atractivos, los senos forman unidades funcionales de glándulas mamarias y grasa sostenidas por los músculos de su pecho. Por desgracia, con el tiempo los ligamentos de los que están colgados se estiran y los senos se caen.

"Cuando se alcanzan los 40 años, la piel se vuelve más floja y los conductos de la leche se encogen y son reemplazados por grasa", explica la Dra. Debra Price, profesora de dermatología de la Universidad de Miami en la Florida.

Este proceso tiende a ocurrir antes —o es más pronunciado— en las mujeres que han tenido hijos y les han dado pecho, indica la Dra. Anita Cela, profesora de dermatología en el Hospital de Nueva York en la ciudad de Nueva York.

Consejos para contrarrestar la caída

Aparte de hacerse operar por un cirujano plástico, lo único que usted puede hacer para impedir que se le caigan los senos (o para dar firmeza a unos senos ya flojos) es desarrollar los músculos pectorales debajo de sus senos y sustituir los tejidos flojos con masa muscular, opina la Dra. Price.

Los siguientes consejos le servirán para levantar sus senos.

Échese a volar. "Para desarrollar sus músculos intente lo que se llama el vuelo (cristo) de mancuernas con un par de pesas de 1 a 3 libras (0.45 kg–1.35 kg)", sugiere Peggy Norwood-Keating, directora del Centro para Alimentación y Buena Forma Física de la Universidad de Duke en Durham, Carolina del Norte. Una mancuerna, también conocida como una pesa de mano o *dumbbell* en inglés, es una pequeña pesa que sostiene en la mano. Se consiguen en tiendas de productos deportivos.

Para empezar, tome una mancuerna con cada mano y acuéstese boca arriba en el piso. Extienda los brazos en el piso a la altura de sus hombros, sosteniendo las pesas con las palmas hacia arriba. Las mancuernas deben quedar en posición paralela a su cuerpo.

Levante los brazos al mismo tiempo hasta juntarlos arriba de su cuerpo, con los codos ligeramente doblados, de tal manera que las mancuernas se encuentren arriba de su pecho, indica Norwood-Keating. Luego regrese las mancuernas al mismo lugar a sus costados, a la altura de sus hombros, como si estuviera dibujando un semicírculo o una media luna arriba de su cuerpo.

Repita el ejercicio de 12 a 15 veces y descanse por 1½ minutos, dice Norwood-Keating. Realice otra serie del ejercicio y vuelva a descansar. Luego haga la tercera y última serie del ejercicio.

Entre más fuerza desarrolle, más peso podrá levantar. Esto significa que debería poder aumentar el peso poco a poco (por 1 ó 2 libras/0.45 kg ó 0.90 kg cada vez) al mismo tiempo que disminuya las repeticiones (de 8 a 10), para ir trabajando sus músculos gradualmente, señala Norwood-Keating. Su meta es realizar de 8 a 10 repeticiones en tres series. (Para ver una variación de este ejercicio, vea la página 164.)

Pruebe hacer un pres de pecho. El "pres" de pecho es una variación del ejercicio anterior que también desarrolla los músculos pectorales, explica Norwood-Keating. Para realizarlo, tome una mancuerna de 5 libras (2.2 kg) con cada mano y recuéstese boca arriba en el piso. Extienda los brazos y sostenga las mancuernas en el aire arriba de su pecho, en posición paralela a su cuerpo. Luego doble los codos y baje las mancuernas hacia su pecho, sacando los codos hacia los costados a la altura de sus hombros. Para finalizar, extienda los brazos otra vez arriba de su pecho en forma vertical; repita el ejercicio de 12 a 15 veces. Descanse durante 1½ minutos y realice una segunda serie de 12 a 15 repeticiones. Vuelva a descansar y ejecute una tercera serie.

Al igual que en el ejercicio anterior, en cuanto ya sea capaz de realizar con facilidad el ejercicio tal como está descrito, incremente el peso de cada mancuerna por una o dos libras. Según Norwood-Keating, su meta es la misma de arriba: de 8 a 10 repeticiones en tres series con el peso máximo que usted pueda manejar de manera segura y cómoda. (Para ver una variación de este ejercicio, vea la página 165.)

No le dé la espalda a su espalda. Todos estos ejercicios son excelentes para el pecho. Sin embargo, de acuerdo con Norwood-Keating tendrá que completar su sesión de ejercicios con uno que fortalezca los músculos de su espalda. De otro modo, es posible que se le caigan los hombros y se le debilite la espalda. Tome una mancuerna de entre 5 y 10

HAGA COMO LAS DOCTORAS

Al igual que muchas mujeres de su edad, la Dra. Debra Price quiere conservar la firmeza y el aspecto juvenil de sus senos por el mayor tiempo posible. Esta profesora de dermatología de la Universidad de Miami en la Florida cuenta con el ejercicio para contrarrestar los efectos de la gravedad sobre los tejidos de sus senos.

"Hago ejercicios cada dos días", dice la Dra. Price. Su entrenadora Bini Masin, una fisióloga especializada en ejercicios de Coral Gables, Florida, de manera particular recomienda las planchas (lagartijas, *push-ups*).

"La plancha es el mejor y más eficaz ejercicio para desarrollar los músculos pectorales del pecho debajo de los senos", explica Masin.

Para hacer una plancha, acuéstese boca abajo en el piso con los codos doblados y las manos junto a sus hombros como si el piso fuera una pared y estuviera empujando contra ella. Entonces enderece los brazos mientras que se empuja hacia arriba. Mantenga sus rodillas en el piso y su espalda recta. Luego baje hasta que su pecho toque el piso y entonces levántese otra vez empujando con los brazos. Cuando desarrolle más fuerza en los brazos y pecho, trate de levantar sus rodillas del piso, manteniendo sus piernas rectas mientras se empuja hacia arriba.

Otra cosa que hace la Dra. Price es ponerse loción antisolar (filtro solar) si por casualidad usa ropa que deja su pecho al descubierto, como camisetas sin manga o trajes de baño escotados. Así ella puede proteger a sus senos de los efectos dañinos del sol.

"Siempre uso un *SPF* (factor de protección antisolar) de más de 15", indica la Dra. Price. "Los que más me gustan son las lociones antisolares no químicas que contienen dióxido de titanio (busque *titanium dioxide* en las etiquetas) que reflejan los rayos dañinos del Sol, los ultravioleta A y B."

libras (2.25–4.5 kg) con la mano izquierda y apóyese en una banca o una mesa baja y sólida poniendo la rodilla y la mano derechas sobre su superficie. Su pie izquierdo debe estar apoyado en el piso.

Doble el codo izquierdo para subir la mancuerna a su axila y trate de impulsar su omóplato izquierdo hacia su columna vertebral. Sin dejar de resistirse a la gravedad, baje la mancuerna lentamente hasta extender su brazo por completo. No será fácil, pero resístase a dejar caer la mancuerna apretando su omóplato izquierdo mientras la pesa vuelve a su posición inicial, explica Norwood-Keating.

Repita el ejercicio de 12 a 15 veces, descanse durante 1½ minutos y realice una segunda serie de 12 a 15 repeticiones. Vuelva a descansar y ejecute una tercera serie.

No olvide la loción antisolar. La exposición al sol puede acelerar el envejecimiento de las fibras de elastina encargadas de evitar que se le estire la piel. Por lo tanto, siempre póngase una loción antisolar (filtro solar) al usar un vestido ligero, una camiseta sin mangas o un traje de baño escotado, sugiere la Dra. Price.

Muchos dermatólogos recomiendan un factor de protección antisolar (*SPF* por sus siglas en inglés) de 15, agrega la experta. No olvide reaplicar la loción con regularidad, sin importar de qué tipo sea.

Use sostén. Para evitar que sus senos se le caigan aún más, use un sostén (brasier). "Sí ayuda", afirma la Dra. Petra Schneider, una cirujana plástica con consulta privada en Melbourne, Florida. "El uso del sostén disminuye la carga sobre sus ligamentos. Entre más tiempo lo traiga puesto durante el día, más le ayudará."

El sostén es particularmente importante si usted corre, juega tenis, hace aeróbicos o participa en otras formas de ejercicio que hagan rebotar sus senos. Si usa una copa "C" o más grande, busque sostenes deportivos que apoyen sus senos bien y que controlen su movimiento, sugiere la Dra. Price. Algunas mujeres opinan que los tirantes no elásticos son lo mejor para minimizar el movimiento. Los sostenes deportivos se consiguen en la sección de lencería de algunos almacenes y en las tiendas de productos deportivos.

Sobrepeso

Todo lo que necesita saber
para poder perder

Todos los años, más de la mitad de los habitantes de los Estados Unidos se ponen a dieta o cuidan su peso para no volver a ganar las libras que ya perdieron. La guerra contra la grasa parece cuento de nunca acabar. Y los anglosajones o afroamericanos no son los únicos que se encuentran luchando, al menos en los EE.UU. El 31 por ciento de los hombres latinos y el 45 por ciento de las mujeres latinas en ese país tienen sobrepeso. Aunque el 45 por ciento de las mujeres latinas informan que están tratando de bajar de peso, más del 90 por ciento de ellas dicen que no hacen ejercicios regularmente. Además, el 62 por ciento de los latinos en los EE.UU. llevan un estilo de vida sedentario. ¿Qué es lo que está pasando?

"Creo que se debe a que buscamos una solución rápida, no una cura a largo plazo", señala Cheryl Norton, Ed.D., profesora de fisiología en el Colegio Estatal Metropolitano de Denver. Debido a los estilos de vida sedentarios que la mayoría de nosotros llevamos, a partir de los 20 años de edad, subimos una libra (medio kilo, más o menos) al año. Por eso, dice Norton, muchas personas se la pasan probando "todo tipo de dietas e incluso pasan hambre con tal de bajar de peso rápidamente". Y por más que le hablen sobre perder peso con esta dieta o la otra, los estudios indican que las dietas no funcionan a largo plazo. La gente se cansa de seguirlas porque ya no quieren privarse y comer alimentos raros, y entonces todo aquel peso que se perdió vuelve como un bumerán. En algunos casos, el

---

AVISO MÉDICO

Si usted rebasa su peso sano en un 20 por ciento o más, enfrenta un riesgo considerable de desarrollar problemas como enfermedades cardíacas, diabetes y algunos tipos de cáncer. Si éste es su caso, acuda a su médico para un chequeo (revisión) general y para que le ayude a diseñar un programa de pérdida de peso hecho a su medida.

peso vuelve con unos kilitos amigos y usted termina pesando más que cuando empezó con la dieta.

Ahora bien, esto no significa que bajar de peso sea malo. Al contrario. Según el Dr. G. Michael Steelman, un médico de Oklahoma City, Oklahoma, si usted sufre de sobrepeso, es imprescindible para su salud estar en un peso más adecuado a su edad y tamaño. Las siguientes indicaciones del Dr. Steelman le ayudarán a calcular cuál es un peso saludable para usted: empiece con unas 100 libras (45 kg) si mide 5 pies (1.52 m). Luego agregue 5 libras (2.25 kg) por cada pulgada (2.5 cm) que usted pase de los cinco pies. Si usted tiene los huesos grandes, súmele el 10 por ciento al número obtenido, o bien réstele el 10 por ciento si los tiene más bien pequeños.

Estar en un peso adecuado es importante, no sólo por razones estéticas, sino también por razones de salud. El sobrepeso tiene que ver con muchos problemas de la salud, como las enfermedades del corazón, la diabetes y el cáncer de mama, ovarios y útero.

La salud mental también puede verse afectada, señala el Dr. Steelman. Mientras que algunas mujeres gorditas se sienten muy a gusto consigo mismas, otras pierden confianza y autoestima.

Si usted quiere bajar de peso de manera sensata y para siempre, debe aplicar la única "fórmula secreta" que funciona: tiene que quemar más calorías de las que consume. Y eso se logra con una alimentación sana y haciendo ejercicio con regularidad.

Puntos de partida para perder

A la mayoría de las personas no nos cuesta trabajo empezar a seguir un programa para bajar de peso. Pero seguir con el programa a través del tiempo es harina de otro costal. Los expertos le ofrecen los siguientes *tips* para ayudarle a diseñar un programa que no resulte difícil seguir durante mucho tiempo.

Comience cuando esté bueno afuera. Tendemos a comer más durante los meses de otoño e invierno, cuando empieza a hacer frío, y esto dificulta desde el principio el cambiar a una alimentación más sana. En cambio, cuando hace calor, una tiene más ganas de salir de la casa y dedicarse a alguna actividad física.

Tómese su tiempo. Procure bajar de peso poco a poco, no más de dos libras (más o menos un kilo) por semana. Si pasa de esta cantidad, su metabolismo (el mecanismo usado por el cuerpo para quemar las calorías) se volverá más lento, tratando de conservar su energía. "De esta manera, su cuerpo la protege para que no muera de hambre", explica la Dra. Norton. Perderá cada vez menos peso, y lo peor es que las libras perdidas regresarán muy rápidamente.

Cambie poco a poco. No haga más que uno o dos cambios menores a la vez en su alimentación o rutina de ejercicios. El Dr. Steelman sugiere, por ejemplo, que busque diversas maneras de reducir su consumo de calorías en unas 125 calorías al día. Puede preparar su sándwich (emparedado) con mostaza en lugar de mayonesa o ponerle leche semidescremada al 1 por ciento a su café en lugar de crema. El experto recomienda aplicar el mismo principio a sus ejercicios. Empiece con un programa de 10 minutos y auméntelo poco a poco. Al cambiar poco a poco, tomándose cierto tiempo para acostumbrarse a cada modificación que realiza, le resultará más fácil perder peso para siempre.

Pase por la pesa siempre a la misma hora. Su peso está expuesto a varias fluctuaciones a lo largo de 24 horas. Si un día se sube a la pesa (báscula) por la mañana y al día siguiente lo hace por la noche antes de acostarse, recibirá una idea equivocada (y desalentadora) de su avance.

Ayuda alimenticia

Algunos programas para bajar de peso se concentran principalmente en la grasa consumida a través de los alimentos, olvidándose de otros factores que también son importantes. Es cierto que muchos expertos recomiendan limitar el consumo diario de grasa al 25 por ciento del total de las calorías que consume. (Para más información sobre esto, vea "Cómo calcular su consumo de grasa" en la página 41.) Esto aportará diversos beneficios tanto a su figura como a su salud. Sin embargo, para asegurar su pérdida de peso usted debe hacer otros cambios igualmente importantes en su alimentación. Empiece con los siguientes pasos.

Mida las porciones. "Un gran número de mujeres disminuyen muchísimo la grasa de su alimentación, pero comen, en cambio, porciones demasiado grandes de alimentos sin grasa o bajos en grasa", indica el Dr. Steelman. "Algunos de estos alimentos son bastante altos en calorías."

Consuma por lo menos 25 gramos de fibra al día. La fibra, que sólo se encuentra en los alimentos de origen vegetal, disminuye el apetito de forma natural. Da una sensación de saciedad y se tiene menos hambre, explica Ingrid Lofgren, R.D., del Centro Médico de la Universidad de Massachusetts en Worcester. Asegúrese de cubrir esta cuota diaria de fibra basando sus menús en cereales, frijoles (habichuelas), verduras y frutas como los ingredientes principales. Media taza de garbanzos proporciona 7 gramos de fibra; la misma cantidad de frijoles colorados contiene 6.9 gramos; una taza de frambuesas tiene 6 gramos; una taza de espaguetis de trigo integral cocidos proporciona 5.4 gramos; y una pera (con cáscara), 4.3 gramos. Para evitar los gases e incomodidad intestinal que a veces acompañan aumentar la cantidad de fibra consumida, tome 8 vasos de 8 onzas (240 ml) de agua al día y vaya agregando más fibra a su alimentación gradualmente.

Supere el sobrepeso con suplementos. Otra manera de aumentar la cantidad de fibra en su alimentación es mediante los suplementos de fibra. Estas tabletas, disponibles en la mayoría de las tiendas de productos naturales, producen el mismo efecto que la fibra natural. "Cuando se toma un suplemento de fibra, ésta se expande enormemente en su estómago y le da una sensación de saciedad", explica Jennifer Brett, N.D., una naturópata del Centro Naturópata Wilton en Stratford, Connecticut. "Cuando su estómago se siente lleno, envía una señal a su cerebro para informarle que usted no tiene que comer más. Los suplementos disminuyen los retorcijones del hambre."

Para bajar de peso, los mejores suplementos de fibra son los de *psyllium* y glucomanano (*glucomannan*), por su rico contenido en fibra soluble en agua, según dice la Dra. Brett. Es más, se ha demostrado que estos suplementos reducen el número de calorías absorbidas por su cuerpo diariamente a través de la alimentación, agrega Liz Collins, N.D., una naturópata de Portland, Oregon.

Varios estudios sobre la pérdida de peso han llegado a la conclusión de que los suplementos de fibra pueden reducir el número de calorías absorbidas por el cuerpo en entre 30 y 180 calorías al día. Quizá le parezca poco, pero equivale aproximadamente a entre 3 y 18 libras (1.3–8 kg) menos al cabo de un año.

Según la Dra. Brett, el suplemento de glucomanano es el mejor que puede comprar, porque cada tableta contiene más fibra que las de *psyllium*. Tome una tableta de glucomanano 20 minutos antes de cada comida, sugiere la naturópata; puede sustituirla por dos o tres cápsulas de *psyllium* o por dos suplementos de quitina (*chitin*). Acompañe cada dosis con por lo menos 8 onzas (240 ml) de agua para prevenir el estreñimiento.

Cuente con el cromo. Las investigaciones han demostrado que el picolinato de cromo (*chromium picolinate*), un suplemento de cromo, ayuda a aumentar la masa muscular y a reducir la grasa en las personas que hacen ejercicio. Entre más logre usted aumentar su masa muscular, más calorías quemará diariamente.

Además, el cromo ayuda a su cuerpo a convertir los carbohidratos y las grasas en energía. También incrementa la eficacia de la insulina, la hormona de la que se sirven las células para extraer de la sangre el azúcar que el cuerpo necesita para producir energía. Por lo tanto, la concentración de azúcar en la sangre se mantiene bajo control. De acuerdo con la Dra. Brett, usted se sentirá llena de energía, tendrá menos antojo de dulces y aumentará la sensibilidad de su cuerpo para la insulina, que es la clave para bajar de peso de manera permanente.

Un estudio realizado por el Centro de Ciencias de la Salud de la Universidad de Texas pidió a los 154 participantes que tomaran dos raciones diarias de una bebida de proteínas y carbohidratos. Cincuenta y cinco recibieron bebidas sin ningún ingrediente especial, 33 recibieron bebidas a las que se habían agregado 200 microgramos de picolinato de cromo, y 66 tomaron bebidas que contenían 400 microgramos de este mineral. La composición física de los participantes fue medida antes y después del estudio. La investigación duró dos meses y medio. Al final,

SEA UNA MAMITA DELGADA

Algunos investigadores canadienses de la Universidad McGill en Montreal, Canadá, descubrieron que las mujeres que suben mucho peso al principio de su embarazo tienden a conservar estas libras de más por mucho tiempo después de dar a luz. Los resultados obtenidos por estos científicos indican que las mujeres deben tratar de evitar ganar mucho peso hasta alcanzar por lo menos las 20 semanas de embarazo, con mayor razón si de antemano tienen sobrepeso. Esta medida ayudará a evitar lo más posible que se depositen libras adicionales contra las que haya que luchar después del parto.

los investigadores no encontraron ningún cambio significativo en la composición física de las personas que habían tomado las bebidas sin ningún ingrediente especial. Por el contrario, los participantes que habían consumido 200 ó 400 microgramos de picolinato de cromo al día tuvieron un aumento considerable de su masa muscular, además de que se redujo su grasa corporal.

Estos resultados indican que el picolinato de cromo puede ayudar a bajar de peso. Sin embargo, otros estudios sugieren que es necesario hacer ejercicios regularmente, además de tomar el suplemento, si su intención es reducir la grasa de su cuerpo y mejorar su tono muscular. La Dra. Brett recomienda una dosis diaria de entre 200 y 400 microgramos de picolinato de cromo. Recuerde que el tratamiento con una dosis tan alta debe ser supervisado por su médico.

Pruebe el *kelp*. Las tiendas de productos naturales ofrecen varias hierbas que según sus etiquetas resolverán todos sus problemas de sobrepeso. No se deje engañar. Muchos de estos productos no cumplen con lo prometido y algunos de plano son peligrosos. Sin embargo, hay por lo menos una esperanza herbaria para las que tienen sobrepeso: el *kelp*, que realmente puede ayudar a que desaparezcan esas libras de más, siempre y cuando se combine con una alimentación baja en grasa y sesiones diarias de ejercicios aeróbicos, según afirma Ellen Evert Hopman, una herbolaria de Amherst, Massachusetts.

El *kelp* es un tipo de alga rica en vitaminas antioxidantes y yodo. Se cree que estimula una hormona producida por la tiroides; esta hormona estimula el metabolismo, por lo que según Hopman usted quemará más calorías constantemente. También puede incluir otros tipos de alga en su alimentación agregándolas a sus sopas y ensaladas, indica la herbolaria.

Para tomar *kelp*, simplemente siga las instrucciones del frasco. No ofrece ningún peligro a la mayoría de las personas. Sin embargo, si usted tiene algún problema con la tiroides, hipertensión (presión arterial alta) o problemas cardíacos, Hopman recomienda consultar a su médico antes de consumir esta alga.

Adelgace con esta enzima. La coenzima Q_{10} (también conocida como "coQ_{10}") es una sustancia parecida a una vitamina que es muy importante para la producción de energía en todas y cada una de las células de su cuerpo. Hace falta para transportar la grasa y descomponerla, convirtiéndola en energía. Las investigaciones han demostrado que las personas que sufren alguna insuficiencia de esta enzima posiblemente bajen de peso tomando suplementos de la misma.

Un estudio proporcionó 100 miligramos diarios de coQ_{10} a nueve personas (cinco de ellas tenían un nivel bajo de coQ_{10} y cuatro, un nivel normal). Durante las nueve semanas siguientes, todos los participantes en el estudio siguieron una dieta baja en calorías y en grasa, sin dejar de tomar el suplemento. Al finalizar el estudio, el grupo con un nivel bajo de la enzima había perdido 30 libras (13.4 kg), mientras que las personas con un nivel normal perdieron 13 libras (5.8 kg) en promedio. Los investigadores sospechan que más o menos el 50 por ciento de las personas con sobrepeso posiblemente sufran una insuficiencia de coQ_{10} y que un suplemento de 100 miligramos diarios —en combinación con una alimentación baja en grasa— puede ayudarlos a bajar de peso más rápidamente.

(*Nota de las editoras:* Aún no hay mucha información disponible acerca de todos los efectos posibles de suplementos como coenzima Q_{10}, cromo y *kelp*. Sabemos que los diabéticos no deben tomar más de 600 miligramos de cromo al día y que la coenzima Q_{10} aparentemente no tiene efectos secundarios. Sin embargo, si usted los toma todos a la vez al tratar de bajar de peso, aún no sabemos si pueden interactuar de manera negativa entre sí. Tampoco sabemos si habrá interacciones entre estos suplementos y los medicamentos. Por lo tanto, le aconsejamos que consulte al médico antes de tomar cualquiera de estos suplementos individualmente o combinados.)

Échele agua a su apetito. Tome 8 onzas (240 ml) de agua 15 minutos antes de comer. El agua apagará su apetito y comerá menos, dice Lofgren.

Coma menos pero más. Reparta la misma cantidad de alimentos que normalmente consume en sus tres comidas diarias entre cinco o seis "minicomidas". Al consumir con mayor frecuencia comidas menos abundantes, estará engañando a su estómago y evitará comer demasiado cuando finalmente se sienta a la mesa, indica el Dr. Steelman.

Desayune todos los días. El desayuno echa a andar su metabolismo y le ayuda a quemar las calorías de manera eficiente a lo largo del día, explica el Dr. Steelman. Además, al llenar su estómago tempranito, hay menos probabilidad de que la comida y la cena se conviertan en unas comilonas exageradas.

Desayune alimentos saludables como pan integral tostado con confituras de frutas, yogur sin grasa o bajo en grasa o requesón sin grasa o bajo en grasa acompañado de frutas. Por el contrario, los alimentos llenos de grasa y azúcar, como *donuts* (donas) o un *Danish*, aumentan de manera espectacular la concentración de azúcar en su sangre. Según el Dr. Steelman, lo único para lo que esto sirve es para aumentar su apetito y producirle antojos de algo dulce más tarde.

Abastézcase bien. Si usted trabaja en una oficina, abastezca su escritorio con alimentos bajos en grasa como pequeñas latas de atún y sopas deshidratadas. En esos días en que por la mañana no le dio tiempo para prepararar su almuerzo, tendrá una comida saludable y fácil de preparar a la mano. De acuerdo con Lofgren, así sentirá menos deseos de acudir a la máquina expendedora o al restaurante de comida rápida más cercanos cuando le dé hambre.

También es buena idea llevar siempre en la cartera, el portafolio o el coche alguna merienda (botana, refrigerio, tentempié) saludable como frutas secas, latas pequeñas de jugo de verduras o barras de *granola* bajas en grasa. Estos alimentos son excelentes para ayudarle a resistir esos antojos entre comidas. Según apunta Lofgren, le sacian el hambre sin agregar muchas calorías ni grasa a su alimentación.

Coma en la mesa. Coma en la mesa de la cocina o del comedor, no delante de la televisión. De acuerdo con el Dr. Steelman, las personas que ven la televisión mientras comen tienden a comer mucho más que quienes no tienen esta costumbre. Esto significa que probablemente también estén consumiendo más calorías y grasa.

Cene más temprano. Cene por lo menos tres horas antes de acostarse. La experiencia de sus pacientes le ha mostrado al Dr. Steelman que cuesta más trabajo bajar de peso cuando la mayoría de las calorías se consumen poco antes de acostarse a dormir. La culpa es de su metabolismo: de noche se hace más lento, de modo que su cuerpo acumula la grasa con mayor facilidad.

Si no le queda más remedio que cenar menos de tres horas antes de meterse a la camita, elija frutas, verduras, cereales integrales y proteínas magras, como productos lácteos sin grasa o bajos en grasa. Estos alimentos proporcionan la mayor cantidad de vitaminas y minerales a cambio de un número moderado de calorías, explica el Dr. Steelman.

Apunte los alimentos. Lleve un diario de su alimentación. No apunte sólo lo que come sino también la cantidad, la hora y lo que usted está haciendo en ese momento. Esta costumbre le ayudará a mejorar sus hábitos alimenticios al descubrir fuentes ocultas de calorías y grasa, opina el Dr. Steelman. También le servirá para identificar las situaciones que aumentan su apetito. Tal vez observe, por ejemplo, que suele comer cuando está aburrida o estresada.

Ejercicio: quítese esos kilos de encima quemando calorías

Lo sentimos mucho, pero por más que no le guste, el ejercicio es imprescindible cuando se trata de perder peso. No es nada complicado. Las calorías son como dinero en el banco. Si deposita y deposita y no saca nada, entonces tiene un montón de dinero ahorrado; en la mayoría de los casos, el sobrepeso es provocado por demasiadas calorías depositadas y "ahorradas". Pero si saca más de lo que deposita, entonces su cuenta tiene menos dinero, o sea, se pone más flaca. (Ojalá que fuera tan fácil tener una cuenta bancaria con "sobrepeso" como es tener un cuerpo así, pero bueno…) Si queremos sacar más calorías de las que depositamos con los alimentos, no nos queda más remedio que hacer ejercicio, el cual quema o "gasta" las calorías.

Ya sabemos que entre el dicho al hecho hay un buen trecho. Pero eso no quiere decir que no se puede lograr. A continuación ofrecemos algunos consejos prácticos —y realistas— para que usted pueda arrancar su motorcito metabólico.

Agarre la onda aeróbica. Haga por lo menos 30 minutos de ejercicios aeróbicos de cinco a siete días por semana, sugiere el Dr. Steelman. La palabra *aeróbico* significa que la actividad debe acelerar su respiración y su frecuencia cardíaca. Esto incluye caminar, correr y andar en bicicleta. Escoja una actividad aeróbica que le guste. Entre más le guste lo que está haciendo, más ganas tendrá de hacerlo, señala el Dr. Steelman.

Mejore sus músculos y metabolismo. Los ejercicios con pesas incrementan su masa corporal no adiposa, es decir, sus músculos. Los músculos queman más calorías que la grasa, por lo que su metabolismo se acelera. Además, se mantiene más activo siempre, ya sea que usted esté haciendo algo o descansando. "Esto representa una ventaja muy grande cuando se trata de bajar de peso o de mantener el peso", dice el Dr. Steelman.

Usted puede ejecutar un programa combinado de levantamiento de pesas y ejercicios aeróbicos los días en que le toca hacer ejercicios, o bien hacer ejercicios aeróbicos un día y pesas al otro. La única recomendación del Dr. Steelman es que no sustituya los ejercicios aeróbicos por pesas más de tres días por semana.

Y no teme lucir como un fisiculturista. Las mujeres secretan muy poca testosterona, la hormona que agranda los músculos de los hombres. Para tener músculos grandes como los (o las) fisiculturistas, tendrá que entrenarse muy fuertemente y probablemente tomar esteroides o testosterona más llevar una dieta muy estricta alta en proteínas. Con el programa que le estamos recomendando, no lucirá como una fisiculturista, pero sí estará más tonificada y fuerte.

Actívese más un poco por aquí, un poco por allá. Si usted se va caminando a trabajar, por ejemplo, agregue una cuadra más a su ruta. Quemará 10 calorías más por día, o sea, aproximadamente 3,500 calorías en un año; según la Dra. Norton, este número de calorías corresponde a una libra (medio kilo) de grasa. Otras posibilidades son subir por la escalera en lugar del elevador, salir a caminar a paso ligero a la hora de la comida y estacionar el coche lo más lejos posible de la entrada del supermercado.

Póngase metas y dése sus recompensas. Si usted camina 30 minutos a diario durante una semana entera, por ejemplo, regálese una ida al cine o un relajante baño de burbujas.

Nota: Para conseguir las hierbas y los otros productos naturales mencionados en este capítulo, consulte la lista de tiendas en la página 173.

UÑAS FRÁGILES

Razones para sacar sus uñas

Entre la casa, el trabajo y los chamacos, para la mujer de hoy, es casi imposible tener tiempo para cuidarse las uñas. Pues no asombra que muchas de nosotras andemos con uñas frágiles, agrietadas o rotas.

A algunas mujeres las uñas se les rompen más que a otras, y esto tiene una buena causa. "Algunas personas simplemente nacen con las uñas frágiles", afirma el Dr. Paul Kechijian, profesor de dermatología en la Universidad de Nueva York en la ciudad de Nueva York.

Desde hace años las mujeres han tomado suplementos de calcio o bebido gelatina con la esperanza de que sus uñas crezcan más, se hagan más fuertes y dejen de romperse con facilidad. Sin embargo, estos métodos no sirven. "Una de las pocas cosas que cambian la forma en que crecen sus uñas es el clima. Las uñas se hacen más fuertes y crecen más rápido cuando hace calor, y crecen más lentamente y se vuelven más frágiles cuando hace frío", indica el Dr. Kechijian. Durante el embarazo, las uñas también crecen más rápido.

Algunas mujeres se espantan al notar que con la edad las uñas se les rompen más fácilmente. No es cosa de su imaginación. "En casi todas las personas las uñas tienden a hacerse más frágiles con la edad", señala el Dr. Kechijian.

Como sea, incluso las uñas más duras pueden volverse frágiles y romperse si no reciben el cuidado adecuado o si se les sumerge frecuentemente en agua o en detergentes domésticos fuertes.

De acuerdo con el Dr. Kechijian, el contacto prolongado y repetido con el agua es una de las principales causas de las uñas rotas o frágiles. Las uñas se expanden al absorber el agua y luego se contraen al evaporarse el líquido. Conforme el agua penetra en la uña y vuelve a salir repetidamente, las partes débiles de la uña se debilitan aún más y tienden a romperse.

Ayuda para sus uñas

A pesar de la edad, el agua o la genética, hay mucho que podemos hacer para tener unas uñas lindas y fuertes. Pruebe las siguientes estrategias para cuidarse las uñas.

Sólo lave los platos una vez al día. Para reducir al mínimo el contacto de sus manos con el agua en el que lava los platos (trastes), el Dr. Kechijian sugiere poner un recipiente grande de plástico en el fregadero (lavaplatos) y acumular ahí los platos sucios y enjuagados hasta la noche.

"Aguántese." Póngase guantes delgados de algodón por separado debajo de los guantes protectores de látex al lavar los platos o trabajar con los productos de limpieza doméstica. Los guantes de algodón ayudan a absorber el sudor. Según el Dr. Kechijian, esto es importante, porque el sudor empapa las manos y debilita las uñas más todavía.

Después de lavarse las manos, séqueselas un poco y póngase un humectante a las manos y las uñas mientras aún estén un poco húmedas, recomienda el Dr. Kechijian. Esto ayuda a retener la humedad en sus uñas.

Acéitelas. Puede hidratar sus uñas más todavía remojando las yemas de los dedos en aceite de oliva por la noche antes de acostarse. Use media taza de aceite de oliva y remoje sus uñas de 15 a 30 minutos.

HAGA COMO LAS DOCTORAS

A las mujeres que entran a la oficina de la Dra. Marianne O'Donoghue inevitablemente les llama la atención el frasco de vaselina (*petroleum jelly*) en su escritorio. Se trata de una ayuda imprescindible con la que la profesora de dermatología del Centro Médico Rush-Presbyterian-St. Luke's en Chicago cuida la salud de sus uñas.

"Creo que la vaselina es lo mejor que hay en el mundo para las manos y las uñas resecas", dice la dermatóloga. "Froto mis uñas suavemente con ella por lo menos cuatro o cinco veces al día, con frecuencia delante de mis pacientes, y les digo que hagan lo mismo. Les sugiero tener varios frascos a la mano —uno junto a la televisión, uno al lado del teléfono y uno sobre la mesita de noche— y les aconsejo que a lo largo del día se la froten en las uñas."

La Dra. O'Donoghue está convencida de que este humilde producto es el que mantiene sus uñas en condiciones excelentes.

Haga cola. El aspecto de esta hierba basta para explicar su nombre. Ya que es alta en sílice, la cola de caballo (equiseto, *horsetail*) da fuerza a las uñas débiles y sin brillo, según lo informa Shatoiya de la Tour, una herbolaria de Auburn, California.

Agregue ½ cucharadita de cola de caballo seca y 1 cucharadita de consuelda (*comfrey*) a una taza de agua hirviendo. Los curanderos herbarios tradicionalmente han utilizado la consuelda para calmar el dolor de la piel herida y curarla. Por lo tanto, puede ayudar a aliviar la piel reseca y agrietada alrededor de sus uñas. Deje reposar las hierbas de 15 a 20 minutos y espere hasta que la infusión se enfríe, adquiriendo una temperatura agradable. Luego remoje sus uñas en ella de 5 a 10 minutos varias veces a la semana, sugiere de la Tour. Según la herbolaria, también puede utilizar 1 cucharadita de cola de caballo y 1 cucharadita de eneldo, el cual contiene calcio.

Cepíllelas con consuelda. También puede remojar sus uñas en té de cola de caballo y luego cepillarse las cutículas con una pasta de consuelda, sugiere Kathlyn Quatrochi, N.D., una naturópata de Oak Glen, California. En lugar de agregar la consuelda al té, mezcle polvo de la hierba con una cantidad suficiente de agua para formar una pasta y aplíquela a sus cutículas con las yemas de sus dedos. Para suavizar las cutículas, la Dra. Quatrochi recomienda frotarlas con una pequeña cantidad de aceite de oliva al concluir el tratamiento de cola de caballo y consuelda.

Masajéelas con aceite de ricino enriquecido. Para aliviar unas cutículas resecas y agrietadas, la experta en belleza Stephanie Tourles, una cosmetóloga de Hyannis, Massachusetts, recomienda frotar la cutícula de cada uña con una gota de aceite de ricino (*castor oil*). "El aceite de ricino es grueso y contiene mucha vitamina E, así que es como un alimento para la piel de la cutícula", afirma Tourles. "Además, da brillo a las uñas." Según la cosmetóloga, también puede crear un tratamiento herbario para sus uñas agregando una o dos gotas de aceite esencial de semilla de zanahoria, lavanda (espliego, alhucema, *lavender*) o sándalo (*sandalwood*) a un frasco de 2 onzas (60 ml) de aceite de ricino.

Piense en las proteínas. Las uñas y el cabello están hechos de proteínas. "Cuando el cuerpo no asimila bien las proteínas, a veces se nota en las uñas", indica Leon Hecht, N.D., un naturópata de Portsmouth, Nueva Hampshire. Algunos síntomas serían uñas débiles, frágiles o que se estén pelando. Con frecuencia esto ocurre como parte del proceso de envejecimiento. Conforme envejecemos, nuestros cuerpos producen menos ácido clorhídrico y pepsina, que es una enzima digestiva producida en el estómago.

"El ácido clorhídrico (*hydrochloric acid*) y la pepsina son muy importantes para descomponer las proteínas y absorber los minerales", dice el Dr. Hecht. "Si usted tiene una insuficiencia de ácido clorhídrico, no extrae todos los nutrientes de sus alimentos. Puede mejorar su digestión y su absorción de vitaminas y minerales tomando de dos a seis cápsulas de 500 miligramos de un suplemento de ácido clorhídrico con cada comida grande." Tome las cápsulas después de los primeros bocados de alimento.

El ácido clorhídrico puede causar efectos secundarios a algunas personas, entre ellos acidez (acedía), reflujo gastroesofágico y ardor en el pecho o el estómago. Acuda a su médico antes de tomar el suplemento. "Recomiendo que tome el ácido clorhídrico durante un par de meses para ver qué efecto tiene en sus uñas", dice el Dr. Hecht. "Hará falta un poco de tiempo para que funcione."

Según el naturópata es posible que en algún momento pueda suspender el tratamiento, pero no siempre es así. "Algunas personas tienen que tomar dosis bajas de ácido clorhídrico (en el caso típico, dos cápsulas de 500 miligramos con cada comida) durante el resto de sus vidas", indica el Dr. Hecht.

Aliméntelas con ácidos. Para asegurar la salud de las uñas y la piel también necesita ácidos grasos esenciales, observa Michael Gazsi, N.D., un naturópata de Ridgefield, Connecticut. Si la alimentación de una persona es pobre y no está bien balanceada, con frecuencia no obtiene estos ácidos en cantidades suficientes.

Los ácidos grasos esenciales se encuentran en el huevo, las nueces, las verduras, la mantequilla y la leche entera. También forman parte de suplementos como el aceite de semilla de lino o linaza (*flaxseed oil*) o el aceite de prímula (primavera) nocturna (hierba del asno, *evening primrose oil*).

Puede aderezar sus ensaladas con aceite de semilla de lino en lugar de aceite de oliva, o bien se lo puede tomar directamente con la cuchara, indica el Dr. Gazsi; el naturópata recomienda dos cucharadas al día. En cuanto al aceite de prímula nocturna, sugiere dos cucharadas de aceite o una cápsula de 500 miligramos al día. Evite el aceite de prímula nocturna si está tomando aspirinas o anticoagulantes (que hacen menos espesa la sangre). "Pero no va a notar una mejoría instantánea", advierte el Dr. Gazsi. "Tal vez tarde varios meses." Estos aceites se consiguen en las tiendas de productos naturales.

Consejos de cuidado

Aparte de los tratamientos y suplementos, también hay recomendaciones generales que usted puede seguir para mimar y cuidar sus frágiles uñitas. He aquí lo que ofrecen los expertos.

Opte por la humedad. Córtese las uñas sólo después del baño, cuando aún estén húmedas y suaves. Las uñas secas son más propensas a romperse cuando se cortan. Esta regla también se aplica a la hora de limárselas. Asegúrese de que estén húmedas cuando las lime, porque si no, explica el Dr. Kechijian, pueden romperse. Además, sólo hay que limarlas en una sola dirección, del lado hacia el centro. Cuando las uñas se liman en ambas direcciones se debilitan, afirma Diane Hengstler, instructora en el cuidado de las uñas en la escuela de belleza Gordon Phillips en Filadelfia, Pensilvania. Procure darles una forma cuadrada. Las uñas son menos propensas a romperse cuando están cuadradas.

Repárela rápidamente. Si se le rompe una uña, córtela o límela de inmediato para que no se atore con algo y se rompa aún más. Si está decidida a salvarla, aplique un poco de pegamento para uñas a la rotura y refuércela con un pedacito de papel tomado de una bolsa de té, sugiere Hengstler. Ponga el papel encima de la rotura, deje que el pegamento se seque por completo y pula la superficie de la uña con una gamuza fina. (No vaya a quitar el papel.) Finalmente aplique una capa de esmalte transparente encima del papel.

Manténgalas cortas. Si sus uñas se rompen con facilidad, lo mejor es mantenerlas cortas para evitar problemas.

No se raspe las uñas. Hay mujeres que tienen la mala costumbre de rasparse las uñas, especialmente cuando se les está desconchando el esmalte. No se debe hacer esto, porque al rasparse las uñas, usted "está lastimando la uña al desprender una parte de su superficie", advierte el Dr. Kechijian. Ayúdese a controlar el impulso de rasparse la uña llevándose el frasco de esmalte a todas partes, para así poder reparar un desperfecto en su esmalte en cuanto lo descubra.

Limite el quitaesmalte. Use el quitaesmalte en pequeñas cantidades y no más que una vez a la semana, sugiere el Dr. Richard K. Scher, especialista en uñas y profesor de dermatología de la Universidad de Columbia en la ciudad de Nueva York. Un uso excesivo de quitaesmalte reseca la uña. Para reducir este efecto al mínimo, escoja un quitaesmalte sin acetona (*acetone*). Aplique una pequeña cantidad a un algodón, apriételo contra la uña durante unos dos segundos para aflojar el esmalte y frótela suavemente para terminar de quitarlo.

Olvídese de los endurecedores de uñas. "Endurecen las uñas por poco tiempo, pero a la larga puede dañar la uña levantando la placa de la uña", indica el Dr. Scher.

Evite las uñas artificiales. Estos productos sólo sirven para ocultar el problema, y a la hora de quitarlas arrancan la superficie de la uña, advierte el Dr. Kechijian.

No use sus uñas como herramientas. Las uñas se debilitan o incluso se rompen cuando se utilizan para desprender etiquetas, abrir grapas (ganchitos, presillas), destapar latas de refresco (soda) o realizar otras tareas cotidianas.

Nota: Para conseguir las hierbas y los otros productos naturales mencionados en este capítulo, consulte la lista de tiendas en la página 173.

VELLO SUPERFLUO

Triunfe en la pelea contra los pelitos problemáticos

Una melena de cabello abundante es digna de envidiarse. Sin embargo, cuando los pelitos proliferan sobre su labio superior, ninguna mujer está contenta. Y muchas incluso creen inaceptable una cantidad normal de vello en las axilas o las piernas.

"El vello siempre parece crecer donde no debe, y desaparece de donde uno quiere que crezca", dice la Dra. Allison T. Vidimos, una dermatóloga de la Fundación Clínica de Cleveland en Cleveland, Ohio.

Tácticas depilatorias nada traídas por los pelos

Si un poco de vello adicional no la molesta, perfecto. En el caso contrario, de acuerdo con las expertas éstas son las formas más eficaces para deshacerse del vello no deseado.

Manipule la máquina de afeitar. "La manera más fácil de eliminar el vello es afeitándose (rasurándose)", afirma la Dra. Vidimos. Una máquina de afeitar (rasuradora) eléctrica es sencillísima de usar. Sin embargo, una afeitadora (rastrillo) de hoja doble le dará una afeitada más al ras. Antes de usar la afeitadora, lave la parte que afeitará, aplique una espuma o un gel de afeitar para lubricar su piel y para preparar el vello no deseado. Al terminar de afeitarse, enjuague muy bien, seque suavemente sin frotar y aplique un humectante para aliviar cualquier irritación. (Vea las indicaciones especiales para afeitarse la entrepierna en la página 142.)

Repita según sea necesario. El vello afeitado empezará a crecer de nuevo después de uno o dos días. Por lo tanto, si elige este método tendrá que afeitarse dos veces por semana o incluso más seguido, dice la Dra. Vidimos. Cambie la hoja de su afeitadora después de cada tres o cuatro afeitadas para evitar las erupciones, las pápulas o la irritación que las afeitadas pueden ocasionar.

Sáquelo con cera. La depilación con cera requiere más tiempo y preparativos y al contrario de la afeitada, que no duele en absoluto, la cera sí causa un poco de dolor. Sin embargo, tiene la ventaja de que el vello no regresa tan pronto, porque cada pelito se elimina por completo desde el folículo. No aplique el método de la cera caliente en su casa, advierte la Dra. Vidimos. La cera caliente es un poco difícil de aplicar bien. Si no se utiliza de manera experta, puede lastimar su piel. En la casa, la dermatóloga recomienda las tiras de cera ya cortadas que se incluyen en los paquetes de depilación vendidas sin receta en la farmacia.

Báñese sin jabón. Cuando vaya a depilarse con cera, dése una ducha caliente primero, sugiere Sam McKee, vicepresidenta de desarrollo de productos en la división *Sally Hansen* de la empresa Del Laboratories en Farmington, Nueva York. No use jabón ni aplique humectantes, porque ambos interfieren con la cera. Séquese muy bien con una toalla.

Échese polvo. Si va a depilarse las piernas o las axilas, espolvoree un poco de talco en la parte en cuestión, indica Natasha Salman, especialista en tratamientos faciales y depilación con cera en el Red Door Salon de *Elizabeth Arden* en la ciudad de Nueva York. El talco ayuda a la cera a fijar el vello y a eliminarlo de manera más eficiente.

No le lleve la contraria a su vello. Oprima las tiras de cera sobre su piel en la dirección en la que crece su vello, indica McKee. Si va a depilarse las espinillas y las pantorrillas, por ejemplo, empiece desde la rodilla y vaya bajando por su pierna hasta el tobillo.

Frótelas. Para calentar la cera y ayudar a que se pegue mejor, frote la tira de cera con las manos durante varios minutos después de aplicarla, recomienda McKee.

Retire en dirección contraria. Una vez que se haya endurecido la cera, lo cual tarda unos diez minutos, retire las tiras en dirección contraria a cómo crece su vello, dice McKee. De otro modo, el vello no se eliminará por completo.

Póngase una loción o hielo. La mayoría de los paquetes de depilación vendidos sin receta contienen una loción con un anestésico tópico como benzocaína, además de ingredientes para calmar la irritación, como vitamina E y colágeno, a fin de aliviar el dolor causado por la depilación con cera, indica la Dra. Vidimos. Según la dermatóloga, también puede disminuir el dolor poniéndose compresas frías durante 10 ó 15 minutos.

Si su piel sigue irritada, aplique una combinación de loción de calamina y óxido de cinc, como la *Soothing Lotion* de *Elizabeth Arden*, la cual se obtiene en la mayoría de los almacenes grandes.

CÓMO ELIMINARLO
DE LA ENTREPIERNA

Un depilatorio (una sustancia química para quitar el vello) no necesariamente es lo más indicado para el vello de la entrepierna. La piel de la parte donde su abdomen se une a sus muslos es particularmente sensible. "Algunos depilatorios pueden causar irritación", explica la Dra. Allison T. Vidimos, una dermatóloga de la Fundación Clínica de Cleveland en Cleveland, Ohio. Lo mismo ocurre con la depilación con cera (que arranca el vello y con frecuencia se utiliza en las piernas) y la electrólisis (que elimina el pelo con unas agujas pequeñísimas y muchas veces se aplica sobre el labio superior).

Al tomar en cuenta todos estos factores, las doctoras opinan que la mejor manera de eliminar el vello no deseado de la entrepierna es con la máquina de afeitar (rasuradora). Tal vez usted ya lo ha intentado, provocando una desagradable erupción de pequeñas pústulas y un sarpullido rojo, los indicios de una infección clásica de la entrepierna. "La piel de la entrepierna aloja muchas bacterias que su máquina de afeitar puede recoger e introducir a los folículos pilosos (los poros en los que nacen los pelos)", explica la Dra. Vidimos. Los folículos infectados reaccionan produciendo pequeñas pústulas, afección que los médicos llaman foliculitis.

Sin embargo, sí se puede eliminar el vello púbico sin problemas. A continuación la Dra. Videmos nos explica cómo hacerlo.

"Una crema de hidrocortisona vendida sin receta también puede ayudar a aliviar la piel roja e irritada", indica la Dra. Vidimos.

Dése un descanso. Espere hasta que su vello mida otra vez como un cuarto de pulgada (6 mm) de largo antes de depilarlo de nuevo, dice Salman. Esto tardará más o menos cuatro semanas. Si trata de depilarse demasiado pronto, no habrá vello suficiente para que la cera lo fije.

Lávese. "Antes de afeitarse (rasurarse), lávese la entrepierna muy bien con un jabón antibacteriano como *Zest, Coast, Dial, Lever 2000* o *Safeguard*", sugiere la Dra. Vidimos. De esta manera reducirá la cantidad de bacterias en su piel.

Vuelva a lavarse. Al terminar de afeitarse, enjuague la espuma o el gel para afeitarse y vuelva a lavarse toda la entrepierna muy bien con un jabón antibacteriano y una toallita, recomienda la Dra. Vidimos. Este paso, que según la doctora es muy importante, elimina algunas de las bacterias que quedaron después de la afeitada. Séquese suavemente con una toalla limpia y seca.

Lávese dos veces al día. Si le sale una erupción con pústulas a pesar de que usó la técnica correcta, la Dra. Vidimos recomienda lavarse la entrepierna muy bien con jabón antibacteriano dos veces al día.

Aplique una loción astringente. Después de lavarse, aplique un astringente vendido sin receta como *Phisoderm* al área afectada, indica la Dra. Vidimos.

Póngase cortisona. Compre un preparado de hidrocortisona vendido sin receta, como *Cortaid*, y aplique al área afectada de acuerdo con las instrucciones del envase, sugiere la Dra. Vidimos. Aliviará la irritación y le ayudará a curarse.

Quitarlo con la química

Los depilatorios son unas cremas y lociones para depilar que utilizan fuertes sustancias químicas para disolver el vello. Al igual que con la cera, el vello tarda varias semanas en crecer después de aplicarse el depilatorio, de modo que no tendrá que usarlo con mucha frecuencia.

Las expertas ofrecen los siguientes *tips* para obtener los mejores resultados.

Escoja el producto correcto. Asegúrese de elegir un producto formulado para la parte de su cuerpo que quiere depilar, recomienda McKee. Use un depilatorio facial si quiere eliminar el vello de su cara, por ejemplo, o un depilatorio para las axilas si de eso se trata. Los fabricantes adaptan la fuerza del depilatorio a la parte del cuerpo en que se va a usar, así como a diversos tipos de vello (fino, normal o grueso). Al usar el producto correcto, habrá menos probabilidades de que su piel se irrite.

Haga una prueba preliminar. Los depilatorios pueden irritar la piel, advierte la Dra. Vidimos. Antes de usar un depilatorio por primera vez, aplique la cantidad equivalente a una moneda de 25 centavos de dólar a su antebrazo, déjelo el tiempo señalado por las instrucciones del producto (normalmente tres minutos) y límpiese el brazo con un trapo. Espere 24 horas. Si le da comezón o la piel se le pone roja o irritada, no vaya a usar el producto. Si no pasa nada, puede hacerlo con confianza.

Aplique y espere. Aplique el depilatorio y deje reposar durante unos tres minutos (o por el tiempo indicado en las instrucciones del producto). Para quitar la crema, frótese la piel durante unos tres minutos con una toallita o una esponja de baño, indica McKee. Al frotarse estará eliminando el vello junto con la crema.

Enjuague y humecte. Enjuáguese muy bien para eliminar hasta el último rastro del depilatorio químico, dice McKee. Finalmente humecte su piel con su loción favorita.

Ideas para las irritaciones

Si decide afeitarse, probablemente experimentará cierta cantidad de irritación. A continuación tenemos unos cuantos remedios herbarios que la pueden ayudar.

Consígase crema de caléndula. Mindy Green, una herbolaria de Boulder, Colorado, recomienda cremas o lociones de la caléndula (maravilla) para este tipo de irritación. "Caléndula se conoce como un remedio seguro para todo tipo de inflamaciones de la piel debidas a infecciones o trauma física. Verdaderamente es una hierba maravillosa adecuada para todos los botiquines", dice ella.

Rocíese una combinación herbaria. En las tiendas de productos naturales usted puede conseguir los *succus*, que son tinturas (*tinctures*) herbarias con un contenido bajo de alcohol. Mezcle dos partes de un *succus* de caléndula con una parte de gel de áloe vera (zábila, sábila, acíbar, altimorreal) en una botella pequeña para rociar plantas y rocíe la mezcla en su piel irritada.

En esta receta, ½ onza (15 ml) representa una parte. Entonces para preparar la cantidad mínima de esta solución, mezcle 1 onza (30 ml) de *succus* y ½ onza de gel de áloe vera. Los *succus* generalmente se venden en botellitas de 1 onza, así que usted puede verter la botellita entera en la botella para rociar. Entonces puede llenar la botellita vacía de tintura a la mitad de gel y así podrá asegurarse de que esté usando ½ onza del gel. Después combine el gel con el *succus*.

Muchos herbolarios, entre ellos Sharol Tilgner, N.D., una naturópata y herbolaria de Eugene, Oregon, recomiendan el áloe vera y la caléndula como las dos mejores hierbas para problemas de la piel. Asegúrese de usar el doble de la cantidad de *succus* de caléndula que de áloe, para que la mezcla contenga suficiente alcohol para conservarla.

Acuda a un auxilio antiguo. El hamamelis (hamamélide de Virginia, *witch hazel*) es una planta que se ha usado por siglos. Según Earl Mindell, Ph.D., profesor de nutrición en la Universidad Occidental del Pacífico de Los Ángeles, el hamamelis es un astringente excelente. Y no hay que ir a la tienda de hierbas para conseguirlo; se encuentra en cualquier farmacia o supermercado en forma de líquido. Sólo tiene que remojar un pedazo de algodón en el líquido y pasárselo por la cara.

Nota: Para conseguir las hierbas y los otros productos naturales mencionados en este capítulo, consulte la lista de tiendas en la página 173.

VENAS VARICOSAS (VÁRICES)

Un surtido de soluciones sencillas

Las pirámides y esfinges del antiguo Egipto, construidas hace milenios, siguen cautivando la imaginación del mundo entero. Sin embargo, hay otros productos de aquellas regiones que también llaman la atención, a pesar de no ser tan conocidos. Uno de ellos resulta bastante sorprendente: un texto médico sobre las venas varicosas, redactado hace 5,000 años. Resulta que esas venas dilatadas y sinuosas, que generalmente son de un color entre azuloso y morado, han atormentado a las mujeres desde hace muchísimos siglos.

La vena varicosa se produce cuando la válvula en una vena de la pierna no funciona correctamente, según explica el Dr. John Mauriello, director médico de la Clínica para Venas de Charlotte, en Carolina del Norte. Normalmente la válvula debe abrirse para permitir el paso de la sangre hacia el corazón, luego cerrándose muy bien. Cuando no funciona como debe de ser, la válvula deja regresar la sangre, que se acumula en la vena. En algún momento, la presión creada por esta acumulación sanguínea termina por dilatar la pared venosa. Entonces es cuando la vena aparece en la superficie de la piel.

Por lo general las venas varicosas se consideran un problema estético. Sin embargo, vienen acompañadas también por varios síntomas físicos como un dolor punzante, ardor o comezón en la piel e hinchazón de las piernas y los pies, afirma la Dra. Dee Anna Glaser, profesora de dermatología de la Universidad de St. Louis en Misuri.

¿Por qué a algunas mujeres les salen venas varicosas y a otras no? De acuerdo con el Dr. Mauriello, muchas veces es cuestión de herencia familiar. Si su mamá o su papá tuvieron problemas de venas varicosas, es posible que a usted le suceda lo mismo.

El embarazo también llega a contribuir al desarrollo de las venas varicosas por varias causas. En primer lugar, los cambios hormonales que se dan durante este período hacen que las venas se dilaten para acomodar un mayor flujo de sangre, explica el Dr. Mauriello. En segundo lugar, el peso del feto a veces interfiere con la circulación sanguínea y somete las venas de las piernas a una mayor presión, sobre todo durante el tercer trimestre.

A veces las venas varicosas ocasionadas por el embarazo desaparecen a los pocos meses de haber nacido el bebé. No obstante, entre más veces se embarace una mujer, más probabilidad hay de que esas abultadas y reveladoras marcas azules se vuelvan permanentes.

Otros factores también pueden aumentar el riesgo de tener venas varicosas, indica el Dr. Mauriello. Entre ellos está el sobrepeso, cualquier golpe o herida que rompa la válvula e incluso el permanecer de pie durante seis o más horas todos los días.

Estratagemas para eludirlas

Ya sea que alguno de estos factores de riesgo se aplique a su caso o no, le convendría tomar algunas medidas para prevenir el desarrollo de las venas varicosas. Los médicos recomiendan las siguientes precauciones.

Manténgase en un peso sano. El sobrepeso les causa estrés a las venas, explica la Dra. Glaser, y hace que se dilaten e incluso sufran un colapso. Se han diseñado varias complicadas fórmulas para calcular el peso ideal de una persona, pero algunos expertos recomiendan una manera muy sencilla para averiguar si usted anda más o menos cerca de éste. Si usted mide 5 pies (1.52 m), debería pesar 100 libras (45 kg). Si es más alta, agregue 5 libras (2.2 kg) por cada pulgada (2.5 cm) adicional de estatura. Luego sume a este resultado el 10 por ciento del mismo si tiene los huesos grandes, o réstele el 10 por ciento si es de constitución delgada.

Consuma por lo menos 25 gramos de fibra al día. Una alimentación rica en fibra —o sea, una que consta de muchos cereales integrales, frutas y verduras— ayuda a prevenir el estreñimiento, facilitándole el paso al excremento. Si usted tiene que esforzarse para hacer de vientre, la presión abdominal que esto requiere puede bloquear la circulación de la sangre a sus piernas. Con el tiempo, esta presión adicional puede llegar a debilitar las paredes de las venas en sus piernas, afirma el Dr. Mauriello. Por lo tanto, consumir más fibra es una manera excelente de mantener a raya a las venas varicosas.

Hay muchos alimentos que pueden ayudarla a cumplir con su cuota fibrosa y antivaricosa. Por ejemplo, media taza de frijoles (habichuelas) *Great Northern* proporciona más de 6 gramos de fibra. Algunos cereales de caja también son buenas fuentes de fibra. *100% Bran*, por ejemplo, contiene más de 8 gramos de fibra por ración de 1 onza (28 g), mientras que *All-Bran* contiene 10 gramos de fibra por ración de 1 onza.

Entre en acción. Haga por lo menos 30 minutos de ejercicios al día. Existen varias actividades físicas, como caminar, andar en bicicleta y correr, que fortalecen los músculos de las pantorrillas y obligan a la sangre acumulada a volver a circular, indica la Dra. Glaser.

Eche un pie para sus pantorrillas. Cuando se vea obligada a permanecer sentada por mucho tiempo, estire los músculos de sus pantorrillas. Para ello existe un ejercicio sencillo que usted puede hacer prácticamente en cualquier parte. Estire el pie hacia abajo por uno o dos segundos, como si estuviera apretando el acelerador de su coche, y luego levántelo de nuevo. Repita este ejercicio cada hora por varios minutos. El movimiento hace que el músculo de su pantorrilla se contraiga. "Cada vez que usted contrae el músculo de su pantorrilla, la sangre de su pierna sube de la pierna hacia la parte central de su cuerpo", explica la Dra. Glaser.

Presiónese para prevenirlas. Si hay antecedentes de venas varicosas en su familia, use medias con compresión desde que se embarace hasta el noveno mes o hasta que su obstetra le indique que deje de hacerlo. Las medias con compresión ejercen presión sobre las venas de las piernas e impiden que se dilaten. Esto asegura el funcionamiento más eficaz de las válvulas de las venas. Póngase las medias lo más pronto posible después de levantarse por la mañana y no se las quite hasta acostarse por la noche, recomienda el Dr. J. A. Olivencia, director médico del Centro para Venas de Iowa en West Des Moines. Las medias con compresión se venden sin receta en farmacias y tiendas de productos médicos. Algunas están diseñadas especialmente para usarse durante el embarazo.

Deje que la ayude su madre (Naturaleza). La hierba llamada *gotu kola* es muy buena para tratar las venas varicosas, dice Roberta Bourgon, N.D., una naturópata de Billings, Montana. Al parecer esta hierba fortalece los tejidos que envuelven las venas, reduce la formación de los tejidos cicatrizales que llegan a taparlas y mejoran la circulación sanguínea por los miembros afectados.

"En realidad se trata más de una medida preventiva que de una cura", afirma la Dra. Bourgon. "Si usted sabe que es propensa a las venas varicosas, esto le ayudará a retardar el desarrollo del problema o quizá a prevenirlo."

Aunque no remedie la varicosidad misma, el *gotu kola* muchas veces mejora los síntomas de las venas varicosas, como el dolor, la sensación de tener dormidas las piernas y los calambres, explica la Dra. Bourgon. Haga la prueba con entre 60 y 120 miligramos al día en forma de cápsulas, sugiere la naturópata.

Acciones antivenosas

Suponiendo que ya esté sufriendo de este problema, no hay por qué desesperarse. La medicina natural nos aporta un arsenal para la campaña contra las venas varicosas. Buena suerte en lanzar su ataque.

Tome 500 miligramos de vitamina C dos veces al día. Según el Dr. Mauriello, la vitamina C le sirve a su cuerpo para formar colágeno y elastina, dos tejidos conjuntivos que ayudan a fortalecer las paredes venosas. Además, la vitamina C es un antioxidante, por lo que protege sus venas de los radicales libres, unas moléculas inestables que se dan de forma natural en su cuerpo y que se dedican a dañar las células y los tejidos.

Tome 500 miligramos de bioflavonoides dos veces al día. Los bioflavonoides son unos compuestos químicos que se encuentran de forma natural en las moras (bayas) de colores intensos como la cereza, el arándano azul (*blueberry*) y la zarzamora. Estas sustancias ayudan a mantener fuertes las venas y los vasos capilares. También incrementan la capacidad de su cuerpo para absorber la vitamina C, apunta el Dr. Mauriello, así que el mejor momento para tomar su suplemento de bioflavonoides es junto con el de vitamina C. Los suplementos de bioflavonoides se consiguen en las tiendas de productos naturales.

Compre una fórmula para tonificar sus venas. El castaño de la India (*horse chestnut*) contiene un compuesto llamado escina que ayuda a fortalecer las células de los capilares y a reducir las fugas de líquidos. Cuando nuestros capilares se hinchan y dejan escapar sangre y líquidos, es mucho más probable que desarrollemos venas varicosas. Al mejorar el tono capilar, también mejora la apariencia de las venas varicosas.

La mejor forma de tomar el castaño de la India es como un ingrediente secundario en una fórmula general que incluya otras hierbas, indica Betzy Bancroft, una herbolaria de Washington, New Jersey. Busque una fórmula que contenga una pequeña cantidad de castaño de la India; las empresas de venta por correo suelen ofrecer este tipo de productos. Sin embargo, no vaya a tomar el castaño de la India durante el embarazo o la lactancia.

Prepare su propio "tónico venoso". Es prácticamente imposible hacer que las venas varicosas desaparezcan una vez que se han desarrollado. Como sea, Bancroft conoce una fórmula casera que evita su empeoramiento. Se prepara con tinturas (*tinctures*) herbarias. Mezcle 2 partes de tintura de *gingko* (biznaga), 1 parte de tintura de jengibre y 1 parte de tintura de canela. Tome 30 gotas de este tónico con algún otro líquido como té, jugo o agua tres veces al día, recomienda Bancroft.

EL RUSCO, UN TONIFICANTE PARA VENAS DÉBILES

Quizás lo haya visto en los parques y jardines, donde sus hojas siempre verdes y moras (bayas) coloradas bordean los caminos y enmarcan las jardineras incluso en las épocas en que otros arbustos y árboles sólo nos muestran su ramaje desnudo. Sin embargo, alegrar el ojo no es la única función de esta planta mediterránea de hoja perenne de la familia de las liliáceas.

Este espinoso y correoso arbusto se usa como un tratamiento específico contra las venas varicosas (várices). Diversas pruebas clínicas han demostrado la eficacia del extracto de rusco (*butcher's broom*) para contraer estas molestas venas. En gran medida, esto se debe a que el rusco contiene una buena cantidad de unos compuestos naturales llamados ruscogenina y neorruscogenina, los cuales son parecidos a los esteroides. Según se cree, estos compuestos inhiben la inflamación y contraen los vasos sanguíneos, y es posible que puedan encoger las várices al fortalecer y contraer las paredes de las venas. El rusco es de uso tanto interno como externo y se consigue en varias presentaciones en todos los sitios donde se venden hierbas.

Puede probar a tomar 300 miligramos del extracto estandarizado con el desayuno, el almuerzo y la cena. Asegúrese que el extracto que compre esté estandarizado con una concentración de ruscogeninas al 10 por ciento (*standardized to 10% ruscogenin*). Según Mark Stengler, N.D., un naturópata de Oceanside, California, usted puede tomar esta dosis indefinidamente.

Para conseguir el rusco u otro de los productos naturales mencionados en este capítulo, consulte la lista de tiendas en la página 173.

Tome este remedio durante unas cuatro semanas y revise sus venas varicosas para ver cómo siguen.

De acuerdo con Bancroft, el *gingko* es muy bueno para tratar varias afecciones de los vasos sanguíneos. El jengibre beneficia el sistema cardiovascular y de paso ayuda a bajar el colesterol. Asegúrese de que use frascos color ámbar para guardar el tónico y que lo guarde en un lugar fresco y seco. (En esta receta, se puede considerar que ½ onza/15 ml de tintura representa una "parte". Muchas tiendas de productos naturales venden frascos color ámbar para tinturas y goteros para medir.)

Prepare una loción para masajes. Si sus piernas se sienten cansadas y adoloridas por culpa de las venas varicosas, dése un masaje de 10 minutos, sentada y con las piernas subidas en un banquito para los pies. Luego mantenga las piernas subidas durante por lo menos media hora antes de reanudar sus actividades, aconseja Claudia Wingo, R.N., una herbolaria de Australia.

Utilice partes iguales de hamamelis (hamamélide de Virginia, *witch hazel*) destilado y de una infusión fuerte de consuelda (*comfrey*). Para hacer una infusión de consuelda básica, consiga las hojas secas en una tienda de productos naturales. Use 2 cucharadas de hojas secas por cada pinta (473 ml) de agua que use. Coloque las hojas en una taza. Hierva la pinta de agua y viértala sobre las hojas. Déjelas en infusión durante 10 a 20 minutos, luego cuele la mezcla para sacar las hojas. Si quiere, puede hacer la infusión con un infusor (*infuser*). Esto también se consigue en las tiendas de productos naturales. (En esta receta, una pinta de líquido constituye una "parte". Pues si prepara una pinta de infusión de consuelda, debe mezclarla con una pinta de hamamelis. Si prepara dos pintas de infusión, use dos pintas de hamamelis, y así sucesivamente, asegurando que use la misma cantidad de ambos.)

Cuando ya haya mezclado la infusión de consuelda con el hamamelis, agregue unas cuantas gotas de aceite esencial de ciprés (*cypress*), el cual se consigue en las tiendas de productos naturales. Dése un masaje con esta loción directamente en la parte adolorida o póngasela en compresas sostenidas con una venda elástica durante una hora como máximo.

La consuelda se utiliza tradicionalmente para curar las afecciones de la piel y el hamamelis es un astringente refrescante. El aceite de ciprés también es un astringente que muchos herbolarios elogian como refrescante y relajante. Sólo use la consuelda seca y no aplique esta loción si tiene la piel cortada, raspada o con alguna otra herida abierta.

Súbale un poco. Suba las piernas a la altura de su corazón o más arriba durante por lo menos 20 minutos tres o cuatro veces al día. Puede usar almohadas para levantar sus piernas hasta la altura correcta. Esto ayuda a vaciar sus venas de la sangre acumulada, explica el Dr. Olivencia.

Si su trabajo la obliga a estar de pie todo el día, suba los pies durante por lo menos 30 minutos en cuanto llegue a casa, sugiere el Dr. Olivencia.

Cuando no tenga las piernas elevadas y vaya a sentarse, apoye los dos pies en el piso. La costumbre de cruzar las piernas ejerce presión sobre las venas y termina por bloquear el flujo de sangre en las piernas. Cinco minutos de cruzar las piernas probablemente no causen daños permanentes, pero 25 minutos o más pueden acarrear problemas. "Es como si se pusiera un torniquete en la pierna", observa el Dr. Mauriello.

No se levante sin ellas. Si usted usa medias de compresión o con soporte, póngaselas antes de levantarse de la cama. (Para que esto funcione tendrá que bañarse por la noche, no por la mañana.) Al ponerse de pie sin esta protección, la gravedad jala la sangre al revés a través de las válvulas de las venas en sus piernas, explica el Dr. Mauriello. Entonces la sangre se acumula en sus venas y hace que se hinchen.

Use tenis o zapatos de tacón bajo siempre que pueda. Los tacones altos pueden empeorar las venas varicosas. "Al ponerse un zapato de tacón alto deja de usar el músculo de la pantorrilla", señala el Dr. Mauriello. "Y el músculo de la pantorrilla es el que empuja la sangre hacia arriba, hacia la parte central de su cuerpo."

Evite las que le lleguen a las rodillas. Las tobimedias o las medias (calcetines) que le lleguen a las rodillas normalmente cuentan con ajustadas cintas elásticas que aprietan la pierna justo debajo de las rodillas, produciendo marcas duraderas en la piel. "Si usted tiene venas varicosas, sus venas se hincharán y se dilatarán más todavía si usa tobimedias de cintas ajustadas", afirma el Dr. Mauriello.

Retírese rápido del remojo. No pase más de 10 minutos en el *jacuzzi*. De hecho, si tiene un caso grave de venas varicosas, debería evitar los baños muy calientes por completo. El calor le dilata las venas, problema que empeora al estar sentada por la presión ejercida sobre sus venas. Si no puede resistirse, trate de mantener sus piernas al nivel de la superficie del agua. De acuerdo con el Dr. Olivencia, esto impide que se acumule la sangre y que las venas se dilaten más todavía.

Nota: Para conseguir las hierbas y los otros productos naturales mencionados en este capítulo, consulte la lista de tiendas en la página 173.

ZONAS PROBLEMÁTICAS

Tips para tonificarse y transformarse

El problema de las zonas problemáticas es esa consistencia fofa, poco atractiva y tan difícil de perder. Puede aparecer en cualquier parte del cuerpo, pero lo más común es que elija el abdomen, las asentaderas, las caderas y los muslos.

Una alimentación deficiente, la falta de ejercicio y el embarazo son los principales culpables de la mayor parte del peso acumulado en las zonas problemáticas, pero la edad también tiene que ver. Una vez que las mujeres llegan a la menopausia, es casi inevitable que suban de peso a una velocidad de 10 libras (4.5 kg) por década, según el Dr. Brian Walsh, director del Centro para la Menopausia del Hospital Brigham and Women's de Boston, Massachusetts. La causa es evidente: un metabolismo más lento. Una vez cumplidos los 30 años de edad, el cuerpo quema entre un 2 y un 4 por ciento menos calorías a lo largo de cada período de 10 años. "Por lo tanto, si usted sigue consumiendo el mismo número de calorías y no hace ejercicio para quemar las que le sobran, por lo menos algunas de esas calorías se convertirán en grasa", afirma el especialista.

La grasa suele acumularse en el cuerpo humano de dos maneras muy fáciles de reconocer. En la distribución tipo "manzana", las células de grasa se instalan en el abdomen y la parte inferior del pecho. El tipo de la "pera", por su parte, se caracteriza por depósitos de grasa en las caderas, las asentaderas y los muslos.

¿Y qué determina que uno se convierta en manzana o en pera? Las células en ciertas partes del cuerpo están programadas específicamente para almacenar la grasa, explica Jack H. Wilmore, Ph.D., profesor de kinesiología de la Universidad A & M de Texas en College Station. La lipoproteína lipasa ayuda a las células a cumplir con su función al mandarles la grasa. Según el Dr. Wilmore, la lipoproteína lipasa trabaja más o menos como un policía. En cuanto ve la grasa, la detiene y la mete a la célula.

En las mujeres la grasa al parecer suele acumularse en las caderas, las asentaderas y los muslos. Ahí se guarda muy bien para que el cuerpo la pueda utilizar si se llega a embarazar. Lo malo es que cuesta trabajo poner en forma a un cuerpo con forma de pera, porque en estas partes del cuerpo la actividad metabólica de la grasa es menor que en el caso de la grasa abdominal. Así lo indica el Dr. G. Michael Steelman, un médico de Oklahoma City, Oklahoma.

Pero no se desespere; resulta que el tener forma de pera ofrece sus ventajas. Antes que nada, no implica los mismos problemas graves de salud que un cuerpo con forma de manzana. De hecho, la distribución tipo manzana de la grasa —más común entre los hombres que entre las mujeres— se considera un factor de riesgo para las enfermedades cardíacas, el derrame cerebral y la diabetes.

Los expertos todavía no saben explicar por qué la grasa abdominal plantea mayores peligros para la salud que la grasa acumulada más abajo en el cuerpo. Algunos suponen que está demasiado cerca de varios órganos vitales así como del sistema de circulación portal hepático, la red de vasos sanguíneos que conecta el intestino directamente con el hígado. "Es posible que algún cambio en el patrón de circulación o una presión sobre el mismo afecte el flujo de sangre hacia los órganos, impidiendo su funcionamiento", afirma el Dr. Steelman. "Tal vez también aumente la probabilidad de que esta grasa, debido a su actividad metabólica diferente, genere toxinas metabólicas que acarreen problemas."

¿Y qué significa todo esto para las mujeres que quieren disminuir la grasa acumulada en sus zonas más problemáticas? Por desgracia no es posible reducir la grasa de manera exclusiva en una zona problemática; es decir, no existe ningún ejercicio que la haga desaparecer sólo de esa parte. "El adelgazamiento local no funciona para nada", afirma Kathleen Little, Ph.D., profesora de ciencias del rendimiento humano y ejercicios de la Universidad Estatal Youngstown en Ohio. "Usted puede hacer 1,000 abdominales (*sit-ups*) al día sin reducir la grasa del área abdominal. Tonificará el músculo y logrará un aspecto estéticamente más agradable en esa parte que antes. Pero a menos que también haga algo para disminuir la grasa de todo su cuerpo en general, la de la zona problemática seguirá ahí."

Para corregir una zona problemática de manera eficaz, los expertos recomiendan un programa de tres partes que incluye una alimentación sana (para limitar el consumo de calorías y grasa), ejercicios aeróbicos (para quemar las calorías y la grasa) y ejercicios con pesas (para tonificar los músculos).

Cómo comer para tallar una figura escultural

Las indicaciones para remediar una zona problemática no incluyen regímenes drásticos. "La gente piensa con demasiada frecuencia en perder peso como un esfuerzo temporal", opina Neva Cochran, R.D., asesora de nutrición en Dallas. "Si usted quiere deshacerse de él para siempre, tendrá que realizar varios cambios permanentes en su estilo de vida." Siga estas recomendaciones.

Coma cuando tenga hambre y deje de comer antes de sentirse satisfecha. "Su cuerpo puede ser su mejor guía", afirma Debra Waterhouse, R.D., una nutrióloga de Oakland, California. "Tenemos que empezar a confiar en sus mensajes sobre la alimentación y aprender a comer en respuesta a las necesidades de nuestro cuerpo."

Mida y pese sus alimentos. De esta manera, usted estará más enterada de la cantidad que está comiendo. "Fíjese en sus porciones", advierte Cochran. "Tal vez lo que usted cree media taza en realidad es una completa, de modo que sin darse cuenta está consumiendo el doble de las calorías."

Quite la grasa visible de la carne de res antes de cocinarla. Cuando no se hace esto, la parte más magra (baja en grasa) de la carne absorbe la grasa durante el proceso de cocción. Además, algunos expertos sugieren secar la carne molida cocida con una toalla de papel y luego enjuagarla con agua caliente. Al secarla con la toalla está quitando la grasa de la superficie de la carne de res, permitiendo al agua penetrar al interior de ésta.

Piense en el puré. Siempre que sea posible, use puré de frutas para sustituir una parte o todo el aceite de una receta para productos horneados. Reemplace una taza de aceite por una taza de puré, o cualquiera que sea la medida equivalente. El puré de ciruela pasa funciona muy bien en los postres de color oscuro, como los *brownies*. Pruebe un puré de manzana, una mermelada de manzana con especias (*apple butter*) o un puré de plátano amarillo (guineo, banana) cuando se trata de delicias de color más claro, como *muffins* y tortas (bizcochos, pasteles).

Ajuste sus aderezos. Aderece sus verduras o palomitas/rositas de maíz (cotufo) con un polvito con sabor a mantequilla en lugar de mantequilla. (Venden varias marcas de este tipo de producto, entre ellas *Butter Buds* y *Molly McButter*. Se encuentran en el supermercado con las especias.) También rocíe el alimento ligeramente con un aceite adherente en aerosol con sabor a mantequilla, como *Pam*, para que el polvito se quede pegado a las palomitas.

No se deje engañar por las etiquetas. Cuando una etiqueta dice "sin grasa" (*nonfat*), muchas veces pensamos que podemos comer todo lo que queramos de ese alimento. Sin embargo, "sin grasa" no es lo mismo que "sin calorías", explica Waterhouse. "Si usted come demasiado de ese alimento, se convertirá en grasa de todas maneras y se depositará como tal."

Consiéntase de vez en cuando. Dése un gusto de vez en cuando sin sentirse culpable. Si tiene unas ganas tremendas de probar un *brownie*, cómaselo, pero sólo uno, no dos o tres.

Ayuda aeróbica

Cuando se menciona la palabra *aeróbicos*, la mayoría de las personas se imaginan una habitación llena de mujeres delgadísimas vestidas con mallas chiquititas, bailando y sudando al compás de música bailable. En realidad, las palabras "ejercicios aeróbicos" se refieren a cualquier actividad que aumenta su ritmo cardíaco, hace trabajar el corazón y los pulmones y también quema la grasa, por supuesto. Caminar y andar en bicicleta son dos ejemplos de ejercicios aeróbicos, al igual que bailar y trabajar en el jardín.

La mayoría de los expertos recomiendan hacer por lo menos 30 minutos de ejercicios aeróbicos tres veces por semana. Para agarrarle el gusto puede intentar las siguientes estrategias.

Dé unos largos paseos. Caminar obra milagros para su cuerpo desde la cintura para abajo, sobre todo para los músculos abdominales inferiores, según el Dr. Tedd Mitchell, director médico del programa de salud Cooper Wellness Program en Dallas. Para obtener los beneficios máximos de su paseo, mantenga recta la espalda y tense sus músculos abdominales. Al dar cada paso, toque el piso primero con el talón y luego recorra todo el pie hasta impulsarse con los dedos. Haga oscilar los brazos sólo ligeramente, manteniendo el control de su cuerpo de la cintura para arriba. Vaya apretando el paso hasta lograr una velocidad de 3½ a 4 millas (5.6–6.4 km) por hora. (Es decir, entre 15 y 17 minutos por milla/1.6 km.)

Camine sin salir. Si lo que a usted le gusta es hablar por teléfono, escuchar libros grabados o ver la televisión, tal vez sería una buena idea comprarse una estera mecánica (*treadmill*).

Intente algo nuevo. El andar con raquetas en la nieve o el esquí a campo traviesa (de fondo) ayudan mucho a tonificarle el trasero. Y los patines —de navaja, ruedas o cuchilla— son excelentes para los muslos y las caderas. "Lo bueno es que cualquiera puede disfrutar de estas actividades", dice el Dr. Mitchell.

Búsquese una pareja. "Casi todos rinden más acompañados", señala Mary Leonard, dueña del Centro Estadounidense de Entrenamiento Atlético en la ciudad de Nueva York.

Haga ejercicios a la misma hora todos los días. Escoja la hora que mejor le funcione. Si usted es de las personas que se levantan de la cama de un salto, empiece temprano. Si en realidad no logra despertarse hasta el mediodía, tal vez sería mejor programar sus sesiones de ejercicios por la noche.

Estire esos músculos. "Siempre es mejor estirar los músculos al terminar de hacer ejercicios, cuando ya los calentó muy bien", explica Amy Nelson, una instructora en cuestiones de salud y buena forma física de Los Ángeles, California. "Mantenga una posición de estiramiento entre 30 segundos y 2 minutos, sintiendo cómo sus músculos con el tiempo se relajan y se alargan. Nunca se fuerce hasta el punto de que le duela."

Tenga paciencia. Acuérdese que "usted tardó algún tiempo en quedar fuera de forma y tener sobrepeso, y tardará algún tiempo en recuperar su forma", afirma Judith S. Stern, R.D., Sc.D., profesora de nutrición y medicina interna en la Universidad de California en Davis.

Renuévase con resistencia

Muy bien, se ha dedicado a quemar grasa en su estera mecánica y ha reducido su consumo de grasa y calorías. Ambas cosas son muy importantes en la batalla contra las zonas problemáticas. Sin embargo, no les podrá ganar de forma definitiva si no hace ejercicios con pesas.

El levantamiento de pesas tonifica y fortalece la masa muscular, o sea, la estructura básica de sus caderas, muslos, cintura, abdomen, asentaderas y pecho. Aparte de eso, las pesas estimulan su metabolismo por tiempo prolongado, ayudando a su cuerpo a quemar más calorías incluso cuando está descansando.

"Cada pulgada cuadrada de músculo requiere más energía por minuto que la grasa", explica el Dr. Mitchell. "Al hacer cosas que aumentan su masa muscular, se incrementan las necesidades calóricas de su cuerpo."

Sea simple. Empiece con ejercicios sencillos como contracciones abdominales (para tonificar esta parte de su cuerpo), arcos (que tonifican los muslos) y sentadillas, también conocidas como cuclillas (las cuales también tonifican los muslos). Fundamentalmente, cualquier ejercicio que resiste o trabaja con el peso de su cuerpo es bueno, indica la Dra. Little.

Más adelante, agregue pesas ligeras para los tobillos y mancuernas a su rutina. Empiece con mancuernas de 3 libras (1.3 kg) y vaya aumentando poco a poco, sugiere Nancy Karabaic, una entrenadora personal de Wheaton, Maryland. También puede comprar unas económicas ligas de resistencia. Encontrará todas estas cosas en las tiendas de productos deportivos.

Altérnelos un día sí y uno no. Podría hacer ejercicios aeróbicos en lunes, miércoles y viernes, por ejemplo, y levantar pesas los martes y los jueves. Acuérdese de dedicar por lo menos 30 minutos diarios a los ejercicios. Según Karabaic, conforme su cuerpo vaya haciéndose más fuerte, podrá aumentar el tiempo que dedica a los ejercicios.

No se ponga fuera de serie. Si usted es una principiante en cosas de ejercicios, haga el propósito de terminar una serie (8–12 repeticiones) de cada ejercicio. Si está usando pesas, sabrá que está usando un peso adecuado para usted si se siente a gusto durante las primeras 8 a 10 repeticiones, pero realmente tiene que esforzarse mucho para terminar la serie.

Karabaic recomienda los siguientes ejercicios para trabajar sus zonas problemáticas.

ABDOMEN: CONTRACCIÓN

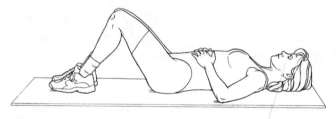

Acuéstese boca arriba con las rodillas encogidas y las plantas de los pies apoyadas en el piso. Ponga las yemas de los dedos en el estómago, con los codos salidos, como lo muestra la ilustración.

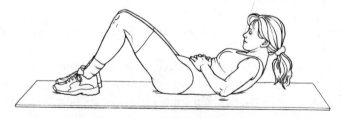

Tense los músculos abdominales y separe la cabeza y los hombros del piso, exhalando al mismo tiempo. Sostenga esta posición por dos o tres segundos. Inhale al bajar la cabeza. Repita hasta completar la serie.

ABDOMEN: CONTRACCIÓN CON GIRO

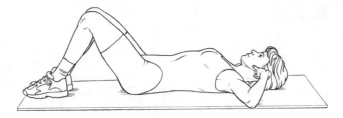

Acuéstese boca arriba con las rodillas encogidas y las plantas de los pies apoyadas en el piso. Ahuecando las manos, ponga las yemas de los dedos detrás de las orejas, como lo indica la ilustración, con los codos apuntando hacia ambos costados.

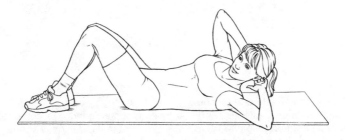

Adelante el codo derecho para levantar y hacer girar su torso hacia su rodilla izquierda, según lo muestra la ilustración. Exhale al levantarse e imagínese que se toca la rodilla con el codo. Mantenga esta posición por dos o tres segundos. Inhale al bajar el cuerpo. Al terminar la serie, repítala del lado opuesto.

CADERAS: ABDUCCIÓN DE LA CADERA

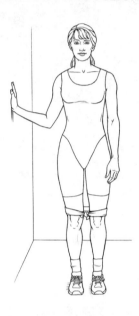 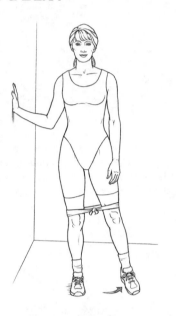

Párese con el lado derecho de su cuerpo a unos 2 pies (60 cm) de una pared. Póngase una liga de resistencia alrededor de ambas piernas justo arriba de las rodillas. Apoye la palma de la mano derecha en la pared a la altura de su pecho. Las plantas de sus pies deben estar un poco separadas y apoyadas firmemente en el piso.

Levante la pierna izquierda lentamente de lado, tal como lo muestra la ilustración, y sostenga esta posición por 2 ó 3 segundos. Regrese a la posición inicial manteniendo el pie izquierdo justo arriba del piso, y repita. Realice una serie con la pierna izquierda y otra con la derecha.

CADERAS: ELEVACIÓN DE LA PIERNA

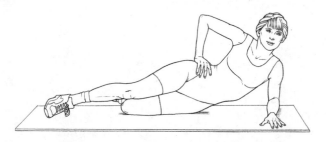

Acuéstese sobre su cadera izquierda, apoyándose con la mano izquierda extendida al frente de su cuerpo; ponga la mano derecha sobre su cadera. Doble la pierna de abajo (la izquierda) manteniendo extendida la de arriba, según lo muestra la ilustración.

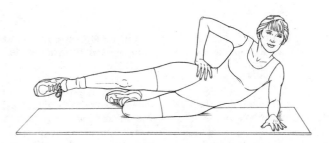

Eleve su pierna derecha lentamente de 6 a 8 pulgadas (15–20 cm) del piso, como se indica. Sostenga esta posición por 2 ó 3 segundos, baje la pierna y repita. Al terminar una serie, acuéstese del lado derecho y repita el ejercicio.

TRÍCEPS: FLEXIÓN DEL TRÍCEPS

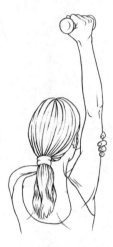

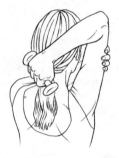

Siéntese en una silla o párese con los pies separados a la misma distancia que el ancho de sus hombros. Sostenga una mancuerna ligera (2–3 libras/896 g–1.3 kg) con la mano derecha y levántela verticalmente arriba de su cabeza sin doblar la muñeca, como lo indica la ilustración. No extienda el codo completamente. Con la mano izquierda, apoye de la parte superior de su brazo derecho por atrás.

Inhale, doble el codo derecho y baje la mancuerna detrás de su cabeza acercándola a su nuca, según lo muestra la ilustración. Su codo debería estar apuntando casi directamente hacia el techo. Exhale y lentamente vuelva a subir la mancuerna arriba de su cabeza, estirando su codo. Repita hasta completar una serie y luego trabaje el brazo izquierdo.

Tríceps: extensión del tríceps

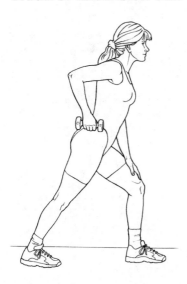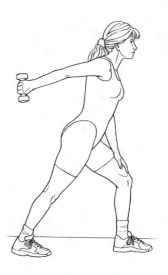

Sostenga una mancuerna de 3 libras (1.3 kg) con la mano derecha. Párese con la pierna izquierda unos dos pies delante de la derecha, doblando ligeramente las rodillas. Inclínese al frente, cambiando su peso a la pierna izquierda. Incline el torso en un ángulo de 30 grados, manteniendo recta la espalda. Doble el codo derecho en un ángulo de 90 grados. Lleve el brazo derecho hacia atrás de manera que su mano quede a la altura de su cintura, con la palma hacia adentro. Apóyese con la mano izquierda sobre la pierna izquierda.

Mantenga el codo fijo en su costado al extender el brazo derecho lentamente detrás de usted. Cuide de sólo mover su antebrazo y no extienda el codo completamente. Repita hasta terminar una serie y luego ejecute el ejercicio desde el principio con el brazo izquierdo. Acuérdese de cambiar las piernas de posición.

Pecho: vuelo (cristo)

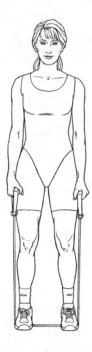 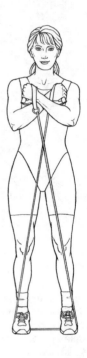

Párese en el centro de una liga de resistencia. Sostenga los extremos de la liga con las manos en los costados, las palmas vueltas hacia adentro, tal como se ve en la ilustración. Debe tener los pies separados a la misma distancia que el ancho de sus hombros y las rodillas ligeramente dobladas.

Levante sus manos lentamente y cruce los antebrazos de manera que le cubran el pecho. La liga de resistencia se cruzará frente a usted. Baje los brazos a sus costados y repita hasta completar una serie.

PECHO: PRES DE PECHO

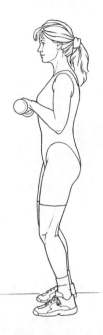 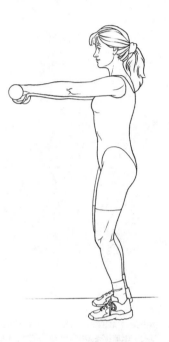

Párese con los pies separados a la misma distancia que el ancho de sus hombros y las rodillas ligeramente dobladas. Sostenga un par de mancuernas de 3 libras (1.35 kg) a la altura de su pecho. Debe tener los codos en sus costados, los antebrazos extendidos y las palmas vueltas hacia el piso.

Impulse las pesas con lentitud directamente hacia el frente, hasta que sus brazos queden casi extendidos, tal como se ve en la ilustración. No extienda los codos completamente. Vuelva a la posición inicial y repita hasta completar una serie.

ASENTADERAS: ELEVACIÓN DE LA PIERNA HACIA ATRÁS

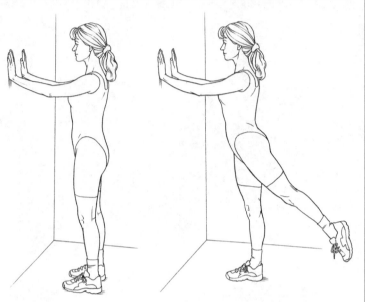

Párese mirando hacia una pared, de modo que los dedos de sus pies queden a 1 ó 2 pies (30–60 cm) de la base de la misma. Apoye las palmas de ambas manos en la pared a la altura de sus hombros.

Eleve la pierna izquierda hacia atrás hasta una altura de 6 a 12 pulgadas (15–30 cm). Mantenga recta la espalda. Baje la pierna hasta la posición inicial, sosteniéndola justo arriba del piso. Termine una serie y luego repita con la pierna derecha. Una vez que domine este ejercicio, podrá realizarlo con ligas de resistencia en los tobillos.

ASENTADERAS: VARIACIÓN SOBRE LA ELEVACIÓN DE LA PIERNA

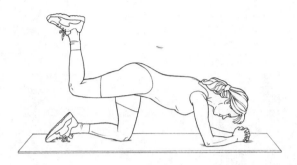

De rodillas sobre una superficie blanda, inclínese hasta apoyar los codos y los antebrazos en el piso, de manera que su peso se reparta entre sus rodillas y antebrazos. Separe la pierna derecha unas 12 pulgadas (30 cm) del piso, manteniendo doblada la rodilla. La planta de su pie derecho debe quedar en posición paralela al techo y su muslo derecho, desde la rodilla hasta el hueso de su cadera, debe estar en posición paralela al piso, según lo muestra la ilustración.

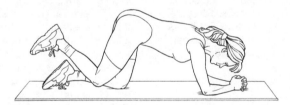

Baje la rodilla lentamente hasta que quede suspendida justo arriba del piso, tal como lo indica la ilustración. Repita. Complete una serie con la pierna derecha y repita con la izquierda.

Muslos: sentadilla (cuclilla)

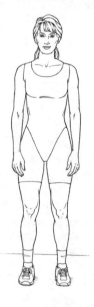 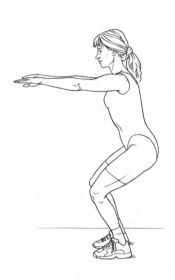

Párese con las plantas de los pies bien apoyadas en el piso, separadas a la misma distancia que el ancho de sus hombros. Doble las rodillas ligeramente y deje colgar sus brazos a sus costados.

Doble las rodillas lentamente, como si fuera a sentarse en una silla. Extienda los brazos al frente al hacer la sentadilla. Deténgase al llegar sus muslos casi a una posición paralela al piso, como lo muestra la ilustración. Debe tener la espalda ligeramente arqueada, sus rodillas no deben quedar delante de los dedos de sus pies y sus talones tienen que permanecer en el piso. Haga una pausa y luego levántese y repita hasta completar una serie. Si quiere intentar este ejercicio con pesas, sostenga un par de mancuernas de 3 libras (1.3 kg) con las manos y mantenga los brazos en sus costados.

Muslos: arco

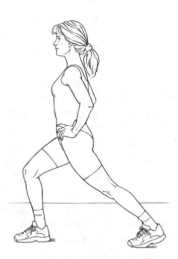
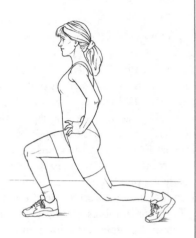

Párese derecha con las plantas de los pies bien apoyadas en el piso, separadas a la misma distancia que el ancho de sus hombros. Apoye las manos en sus caderas y dé un paso al frente, adelantando la pierna derecha a la distancia máxima que aún se sienta cómoda para usted.

Doble la rodilla derecha hasta que su muslo derecho quede en posición paralela al piso. El talón de su pierna izquierda subirá, según se ve en la ilustración. (Después de algún tiempo y con cierta práctica, debería poder incrementar la distancia del paso, aumentando la separación entre sus piernas.) Asegúrese de que su rodilla derecha no quede delante de los dedos de sus pies. Vuelva a la posición inicial cambiando su peso a la pierna de adelante y enderezando la pierna de atrás. Repita dando un paso al frente con la pierna izquierda. (Hasta aquí se completa una repetición del ejercicio.) Para incrementar los efectos del arco, sostenga una mancuerna ligera (2–3 libras/896 g–1.3 kg) con cada mano o coloque el pie de adelante sobre un escalón de 6 pulgadas (15 cm) de altura, asegurándose de que todo su pie quede apoyado en el escalón.

GLOSARIO

Algunos de los productos recomendados en este libro no son muy comunes o se conocen bajo distintos nombres en distintas partes de América Latina. Por lo tanto, hemos preparado este glosario para que les sea más fácil encontrarlos en las tiendas de productos naturales y en el supermercado. Para las hierbas, ofrecemos varios sinónimos en español y sus nombres en inglés y latín. Les aconsejamos que traiga el libro consigo a la tienda, ya que hay mucha variación en cuanto a los nombres de las hierbas. Además, muchas hierbas, aunque tengan un nombre en español, se venden sólo bajo su nombre en inglés o latín. Con el libro, hay una mayor posibilidad que el vendedor pueda entender qué hierba le interesa y entonces ver si la tiene. Para los alimentos, ofrecemos breves descripciones más sus sinónimos en español y sus nombres en inglés. Por lo general, estos son más fáciles de conseguir en los supermercados o en las tiendas de productos naturales.

Agripalma
Sinónimo: No hay. En inglés: *motherwort*. En latín: *Leonurus cardiaca*.

Amapola de California
Sinónimo: No hay. En inglés: *California poppy*. En latín: *Eschscholzia californica*.

Artemisa
Sinónimo: ajenja, altamisa. En inglés: *mugwort*. En latín: *Artemesia vulgaris*.

Ashwaganda
Sinónimo: No hay. En latín: *Withania somnifera*.

Bardana
Sinónimo: cadillo. En inglés: *burdock*. En latín: *Articum lappa*.

Baya de saúco
Sinónimo: No hay. En inglés: *elderberry*. En latín: *Sambucus canadensis* o *S. nigra*.

Castaño de la India
Sinónimo: No hay. En inglés: *horse chestnut*. En latín: *Aesculus hippocastanum*.

Celidonia
Sinónimo: No hay. En inglés: *celandine*. En latín: *Chelidonium majus*.

Chasteberry
Sinónimo: No hay. En latín: *Vitex agnuscastus*.

Consuelda
Sinónimo: No hay. En inglés: *comfrey*. En latín: *Symphytum officinale*.

Equinacia
Sinónimos: equinácea, equiseto. En inglés: *echinacea*. En latín: *Echinanacea angustifolia* o *E. purpurea*.

Escaramujos   Sinónimo: No hay. En inglés: *rosehips*. En latín: *rosa canina*.

Escutolaria   Sinónimo: scullcap. En inglés: *skullcap*. En latín: *Scutellaria lateriflora*.

Fresa   Una baya (mora) roja y jugosa con forma de cono. Sinónimo: frutilla. En inglés: *strawberry*.

Frijoles   Una de las variedades de plantas con frutos en vaina del género *Phaselous*. Vienen en muchos colores: rojos, negros, blancos, etcétera. Sinónimos: alubia, arvejas, fasoles, fríjoles, habas, habichuelas, judías, porotos, trijoles. En inglés: *beans*.

Ginseng   Sinónimos: ginsén, *ginseng* americano. En inglés: *ginseng* o *American ginseng*. En latín: *Panax quinquefolium*.

Hinojo   Sinónimo: No hay. En inglés: *fennel*. En latín: *Foeniculum vulgare*.

Lavanda   Sinónimos: alhucema, espliego. En inglés: *lavender*. En latín: *Lavanda officinalis*.

Lengua de vaca   Sinónimo: No hay. En inglés: *yellow dock*. En latín: *Rumex crispus*.

Llantén   Sinónimo: No hay. A veces se confunde con el psilio o *psyllium*, una planta cuyas semillas sirven de remedio para el estreñimiento. En inglés: *plantain*. En latín: *Plantago lanceolata*.

Manzanilla   Sinónimo: manzanilla alemana. En inglés: *chamomile* o German *chamomile*. En latín: *Matricaria recutita*. Hay dos variedades de esta planta, la alemana y la romana (*Anthemis nobilis*). En este libro, todas las recomendaciones para la manzanilla son sólo para la variedad alemana, así que asegúrese de comprar ésa cuando vaya a la tienda y no la variedad romana.

Merienda   En este libro, es una comida entre las comidas principales del día, sin importar ni lo que se come ni a la hora en que se come. Sinónimos: bocadillo, bocadito, botana, refrigerio, tentempié. En inglés: *snack*.

Milenrama   Sinónimos: alcaina, alcanforina, real de oro. En inglés: *yarrow*. En latín: *Achillea millefolium*.

Naturópata

Un doctor o doctora que ejerce la naturopatía, un sistema de tratamiento médico que se basa en la medicina natural. La naturopatía incorpora diversos tipos de tratamiento natural, entre ellos hierbas, alimentos, Ayurveda, homeopatía, hidroterapia, meditación y medicina china.

Pasionaria

Sinónimos: hierba de la paloma, pasiflora, pasiflorina, hierba de la parchita. En inglés: *Passion flower*. En latín: *Passiflora incarnata*.

Romero

Sinónimo: No hay. En inglés: *rosemary*. En latín: *Rosmarinus officinalis*.

Rusco

Sinónimo: No hay. En inglés: *butcher's broom*. En latín: *Ruscus aculeatus*.

Salvia

Sinónimo: No hay. En inglés: *sage*. En latín: *Salvia officinalis*.

Tintura

Un líquido concentrado elaborado al mezclar una hierba con un líquido como alcohol o glicerina, el cual extrae las propiedades medicinales de la hierba. Las tinturas se consiguen en las tiendas de productos naturales en botellitas de 1 onza (30 ml). Si desea, usted puede preparar sus propias tinturas en casa. Para hacer esto, en un frasco plástico oscuro, combine 2 onzas (56 g) de hojas secas de una hierba por cada pinta (473 ml) de líquido que use. El tipo de alcohol que se usa más comúnmente para preparar tinturas es la vodka. Póngale una etiqueta al frasquito con el nombre de la hierba y la fecha para acordarse de qué es y cuándo lo preparó. Guarde el frasquito por seis semanas en un lugar seco y oscuro donde los niños no lo puedan alcanzar. Revise la mezcla cada cuantos días y agítela. No se preocupe se ha cambiado de color, eso es normal. Si nota que el nivel del alcohol está muy bajo, échele suficiente como para cubrir las hojas. Después de las seis semanas, cuele el material herbario y guarde la tintura en una botellita oscura. Para administrar la dosis, use un gotero. Puede conseguir botellitas oscuras para guardar tinturas con tapas de goteros en las tiendas de productos naturales.

TIENDAS DE PRODUCTOS NATURALES

Para ayudarla a conseguir los productos mencionados en este libro, hemos creado dos listas. La primera consta de empresas que venden hierbas por correo. Estas no tienen empleados que hablan español, pero las hemos incluido porque tienen hierbas que a veces son difíciles de conseguir.

La segunda lista es de tiendas de productos naturales con empleados de habla hispana. El hecho que hemos incluido una tienda en esta lista no significa que la estemos recomendando y por supuesto no abarca todas las tiendas de productos naturales de habla hispana. Nuestra intención es darle un punto de partida para conseguir productos naturales. Si usted no encuentra en esta lista una tienda que le quede cerca, tiene la opción de escribirles a algunas de estas tiendas para que le envíen los productos que desea. Hemos señalado las que envían pedidos internacionalmente con un asterisco. También puede buscar una tienda en su zona al consultar su guía telefónica local bajo "productos naturales" o "*health food stores*".

Empresas que venden productos por correo

Avena Botanicals
219 Mill Street
Rockport, ME 04856

Dry Creek Herb Farm
 and Learning Center
13935 Dry Creek Road
Auburn, CA 95602

Pacific Botanicals
4350 Fish Hatchery Road
Grants Pass, OR 97527

Tiendas de productos naturales de habla hispana

ARIZONA

Yerbería San Francisco
6403 N. 59th Avenue
Glendale, AZ 85301

Yerbería San Francisco
5233 S. Central Avenue
Phoenix, AZ 85040

Yerbería San Francisco
961 W. Ray Road
Chandler, AZ 85224

CALIFORNIA

Capitol Drugs, Inc.*
8578 Santa Monica Blvd.
West Hollywood, CA 90069

El Centro Naturista
114 S. D Street
Madera, CA 93638

Cuevas Health Foods
429 S. Atlantic Boulevard
Los Ángeles, CA 90022

La Yerba Buena★
4223 E. Tulare Avenue
Fresno, CA 93702

Consejería de Salud Productos
  Naturales
2558 Mission Street
San Francisco, CA 94110

Centro Naturista Vida Sana
1403 E. 4th Street
Long Beach, CA 90802

Centro Naturista
7860 Paramount Boulevard
Pico Rivera, CA 90660

Franco's Naturista★
14925 S. Vermont Avenue
Gardena, CA 90247

Centro de Nutrición Naturista★
6111 Pacific Boulevard
Suite 201
Huntington Park, CA 90255

Centro de Salud Natural
111 W. Olive Drive #B
San Diego, CA 92173

COLORADO

Tienda Naturista
3158 W. Alameda Avenue
Denver, CO 80219

CONNECTICUT

Centro de Nutrición y Terapias
  Naturales★
1764 Park Street
Hartford, CT 06105

FLORIDA

Budget Pharmacy★
3001 NW 7th Street
Miami, FL 33125

XtraLife★
340 Palm Avenue
Hialeah, FL 33010

ILLINOIS

Vida Sana
4045 W. 26th Street
Chicago, IL 60623

Centro Naturista Nature's
  Herb
2426 S. Laramie Avenue
Cicero, IL 60804

MASSACHUSETTS

Centro de Nutrición y Terapias★
107 Essex Street
Lawrence, MA 01841

Centro de Nutrición y Terapias★
1789 Washington Street
Boston, MA 02118

MÉXICO

El Quinto Sol
Arnulfo Vázquez Almanza,
  Obregón
C.P. 01416, Nuevo Laredo,
  Tamaulipas

Casa de Nutrición Murali
Salamanca No. 39, esq. Sinaloa
  Roma
C.P. 06700 México, D.F.

Productos Naturales y
  Medicinales el Cedro
Nicolás Bravo No. 68
C.P. 62590 Acatilpa, Mor.

Tienda Naturista de Berraca
Calle 3 Poniente No. 919-B
Puebla, Pue.

Nutrisa, Av. Insurgentes No.
2500
Local 177 Col. Vistahermosa
C.P. 64620 Monterrey, N.L.

Nutrisa, CC. Plaza Bahía,
Av. Costera Miguel Alemán
No. 84
C Local 16, C.P. 39300,
Acapulco, Gro.

NEW JERSEY

Centro Naturista Sisana
28 B Broadway
Passaic, NJ 07055

Revé Health Food Store
839 Elizabeth Avenue
Elizabeth, NJ 07201

Be-Vi Natural Food Center
4005 Bergenline Avenue
Union City, NJ 07087

Natural Health Center
92 Broadway
Newark, NJ 07104

NUEVA YORK

Vida Natural★
79 Clinton Street
New York, NY 10002

PENNSYLVANIA

Botánica Pititi
242 W. King Street
Lancaster, PA 17603

Haussmann's Pharmacy
536 W. Girard Avenue
Philadelphia, PA 19123

PUERTO RICO

El Lucero de Puerto Rico★
1160 Americo Miranda
San Juan, PR 00921

All Natural Plaza Health Food
370 Ave. 65th Inf.
Río Piedras, PR 00926

Centro Naturista Las Américas
634 Andalucía
Puerto Nuevo, PR 00920

Natucentro
92 Calle Giralda
Marginal Residencial Sultana
Mayagüez, PR 00680

Nutricentro Health Food★
965 de Infantería
Lajas, PR 00667

La Natura Health Food★
Calle 26 CC 16
Fajardo Gardens
Fajardo, PR 00738

Natural Center
Yauco Plaza #30
Yauco, PR 00698

Centro Natural Cayey★
54 Muñoz Rivera
Cayey, PR 00737

Milagros de la Naturaleza★
E-42 Calle Apolonia Guittings
Barriada Leguillow
Vieques, PR 00765

TEXAS

Hector's Health Company
4500 N. 10th Street
Suite 10
McAllen, TX 78504

Naturaleza y Nutrición★
123 N. Marlborough Avenue
Dallas, TX 75208

Centro de Nutrición La Azteca
2019 N. Henderson Avenue
Dallas, TX 75206

Botánica del Barrio
3018 Guadalupe Street
San Antonio, TX 78207

Hierba Salud Internacional
9119 S. Gessner Drive
Houston, TX 77074

La Fe Curio and Herb Shop
1229 S. Staples Street
Corpus Christi, TX 78404

El Paso Health Food Center
2700 Montana Avenue
El Paso, TX 79903

ÍNDICE DE TÉRMINOS

Las referencias con letra en **negrilla** indican las presentaciones esenciales. Las referencias <u>subrayadas</u> indican que la materia del texto se encuentra dentro de los recuadros.